孕产 育婴

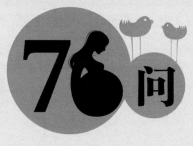

76问

Yun Chan Yu Ying 76 Wen

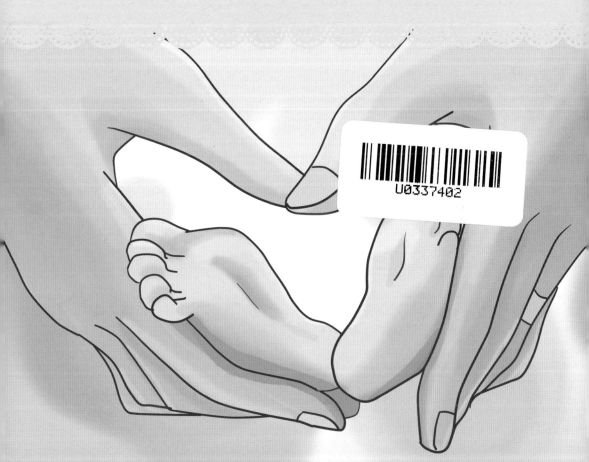

便于查阅的育婴工具书

刘乙齐 / 编著

中南大学出版社
www.csupress.com.cn

前言

迎接新生命的到来对于每个家庭而言都是历史性的一刻，当宝宝呱呱坠地之后，许多家长开心之余免不了偶尔抱怨照顾宝宝真辛苦，特别是当宝宝小毛病不断时一家人常常手忙脚乱，由于意见不统一甚至会发生争吵，不仅耗时、费力、费心，还不讨好，这时家长们开始意识到育婴常识以及育婴小窍门有多么重要，于是纷纷打听哪本书好用。然而市面上的育婴书籍琳琅满目，挑得人眼花缭乱。在照顾宝宝期间，我也曾阅读了大量有关书籍，不乏专业性非常强的作品，但很多时候往往会出现以下几种情况：照顾宝宝的同时分身乏术，厚厚的一本书中大部分知识难以吸收；多数只在一段时间内用得上的技巧事后才阅读到；曾经阅读过的知识点再寻找起来十分困难。于是我萌生了一个想法，将这两年来(从备孕到孩子1周岁)的育婴心得结合母亲从医30余年积累的临床经验写成一本育婴书传授给大家。首先，这本书的实用性要强，从胎教到生产再到育婴以及宝宝的日常保健，用问答的写作手法形成知识点，每个知识点都编进目录以便读者查阅，而具体操作办法也都清晰地用序列号标识出来，读者可以按需阅读；其次，这本书的可操作性要强，经过再三斟酌后我将初稿中一些专业性过强以及赘述复杂的内容删减，并把相关的医学知识用通俗的语言表达出来。本书着重介绍育婴时发生率较高的常见问题和事例，如在发生紧急状况时就医前的应急处理等。同时，还有怀孕、育婴生活采购小窍门、护理小常识等内容也能为家长们提供各类参考。

本书不仅详细地介绍了每一类常见问题的解决方案，还透彻地分析了导致问题发生的相关医学或科学原理，如此一来，不仅便于家长们了解问题的根源所在还能指引读者举一反三，当一家人育儿意见不统一的时候本书也可以作为最有用的参考资料。

有人问，为什么这本书在胎教这些问题上花费了大量篇幅？这主要是因为据我了解大多数家长都忽略了宝宝在妈妈肚子里这一年的成长环境，我们称为环境胎教。科学已经证明，宝宝很大一部分后天行为都取决于胎儿时期大脑以及脑神经的发育程度，例如：神经系统发育得好的宝宝出生后专注力强，爱笑等。而想要达到这一点，就必须给宝宝一个优质的成长环境，由此可见古人要求孕期妇女安静、修心、不颠簸等实际上是千百年来人们对胎教的领悟。反倒是如今生活在繁华都市的年轻人，这些传统却没有好好传承下来，直到近几年来国际上越来越多关于胎教的科研成果的发布，这才逐渐让人们意识到胎教的重要性。事实上，胎教并不像部分商家和媒体宣传的那样仅仅局限于对胎宝宝进行提前教育或情感交流，更重要的是为胎宝宝营造一个优质的成长环境，以达到优生优育的目的。

总之，宝宝健康快乐地成长是每个家庭的梦想，细节决定成败，细节也能为宝宝提供良好的照顾，一位老人的话犹在耳边响起："有些宝宝为啥不爱哭啊？那是因为照顾得好呗，谁没事愿意哭哭啼啼的呀！"的确如此，一旦得到了细致呵护，宝宝的诉求便会越来越少，自然就不爱哭了。因此，想要成就一位乖巧宝宝，知识、细节、窍门一样都少不了。

编者
2016年1月6日

CONTENTS

目 录

胎教篇

育婴篇

胎教篇

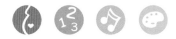

准妈妈们都想生个健康的宝宝，同时都有一个强烈的愿望，那就是宝宝出生后聪明伶俐。但是，大部分准妈妈可能不知道，在怀孕期间，胎教非常重要，其中有很多的知识和细节会对宝宝的一生起决定性的作用。根据调查显示，很少有人真正了解胎教的正确含义，大部分人对胎教都存在着片面理解或是曲解。那么，胎教究竟是个什么概念？胎教对宝宝会产生什么影响？具体应怎样操作？下面就让我们来揭开胎教的神秘面纱吧！

一、胎教究竟包括哪些内容

首先我们有必要对胎教的书面定义进行了解。

广义胎教

- 是指从备孕开始，为确保胎儿生理和心理上能系统健康地成长发育，并保障孕产妇顺利度过孕产期所采用的包括精神、饮食、作息等方面的保健措施。

狭义胎教

- 是指根据胎儿发育期，科学地、有针对性地给予合适的信息刺激，使胎儿建立起条件反射，从而促使胎儿大脑机能、躯体运动机能、感觉机能的发育和成熟。

综上所述，为了便于读者理解和记忆，我们可以把胎教简单地归纳为：凡是对胎儿的生长发育有益的事情都可以纳入胎教范畴。

多数准父母对胎教并没有更深入的研究，甚至不重视胎教，认为胎教顶多就是自己听听音乐和胎儿"对对话"，但这些作用有限；也有些准父母对胎教存在诸多认知误区，更不了解胎教的实际操作方法。

事实上，从备孕到怀孕的整个过程都与胎儿息息相关。精子与卵子的质量为将来宝宝的发育打下基础。母体的营养、疾病、服用的药物、空气的质量以及孕妇情绪变化所产生内分泌的改变将构成新机体生长的化学环境。子宫内的温度、压力、辐射的影响，母体的身体姿势和运动，以及体内外的声音等构成了胎儿生长的物理环境。所有这些直接和间接的刺激都会对胎儿的生理、心理发育产生有利或有害的影响。因此，如果我们注意到孕妇的情绪调节、孕期的营养、周围环境的改善、疾病的预防、不滥用药物、保持良好的心态，便能为宝宝的健康成长奠定坚实的基础。

二、 胎教的重要性及良好胎教下的宝宝有啥特点

● 胎教到底有多重要？

准父母对于这个问题的了解程度直接影响到他们对胎教的选择与坚持。胎教在发达国家是普及率极高的全民优生举措，在美国、日本、欧洲等全球先进国家和地区胎教十分受重视，有的甚至还设立了胎儿大学，但在中国胎教却还属方兴未艾阶段。大量科学研究证明，孕期情绪心理对母亲及新生儿的身心健康有着极其重要的影响。研究证实，在孕期进行系统全面深入的胎教，对孩子出生后的智商、情商、运动能力、个性均有深刻影响；同时也能大大促进顺产及母乳喂养，降低新生儿缺陷。

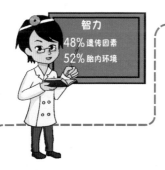

智力
48% 遗传因素
52% 胎内环境

下面为大家提供一组极具说服力的数据：一直以来人们都认为"人类智力有80%受到遗传因素的影响"。而现代科学研究已经得出了"人类智力只有48%受遗传因素影响，剩余52%与胎内环境有关"的论断。由此，我们可以得出结论，为胎儿提供优质的宫内环境是多么重要！

那么，良好的胎教下宝宝会是什么样的？美国费城一家生理研究所给出了答案：他们分别对200多名接受过胎教且宫内环境良好的4~7岁儿童进行跟踪调查，结果显示，受过胎教且宫内环境良好的儿童比没有受过胎教的儿童智商平均高出20%~45%。

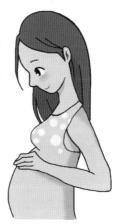

母体营养　周围环境　良好情绪　疾病预防

接受过良好胎教的孩子，出生后具有以下共性：情绪稳定，容易哄逗，容易安慰；总是笑盈盈，夜里能睡大觉，很少哭闹；视听能力优秀，眼睛亮亮的，很有神采；小手抓握能力及四肢运动能力更强；对音乐敏感，听见胎儿期听过的音乐会表现出高兴，会随着韵律扭动身体；语言发育快，说话早，思维敏捷；运动能力强，宝宝抬头、翻身、坐、爬、走等动作都早，而且敏捷协调；学习能力惊人，喜欢听儿歌、故事，喜欢看字、看书。

显而易见，胎教的真谛，不在于培养天才宝宝，而在于为宝宝提供优质的宫内成长环境，让宝宝拥有更强的专注力、学习能力、想象力和创造力，这样的孩子长大后能专注于某一件事情，同时也更富于创造性和开拓性，一旦时机成熟自然就成才了。

三、 胎教是否应从备孕开始

胎教专家明确指出，为了给胎儿一个理想的胎内环境，建议准妈妈从怀孕前半年开始做系统的胎教计划，包括调理身体、戒烟限酒、饮食调节、调整作息规律、适当地运动养生、积极情绪的调理到位等，从怀孕前半年即可开始实施。建议按照以下方法具体操作：

①

尽量把握最佳受孕年龄。妇产科专家认为，最佳受孕年龄为：女性25~29岁、男性26~30岁。此年龄段的男性和女性，身体都已完全发育成熟，激素分泌旺盛，生育能力处于最佳状态。此年龄段女性的卵子质量最好，产道弹性、子宫收缩力最强，因此，大大降低了流产、早产、死胎及畸形儿的发生。

②

有怀孕计划时便可到妇幼保健院领取或到药店购买叶酸，孕前3个月开始每天服用400微克的叶酸可以预防胎儿神经管畸形的发生。尤其是有神经管畸形儿出生史的家庭更应该重视这个问题，在怀孕3个月后停止服用。

③ 从计划怀孕开始夫妻双方都要增强体质、预防感冒、避免吃药、戒烟戒酒。女方不能化妆、喷香水、烫发、染发、涂指甲油（化妆品、染发剂、指甲油中多含有铅，铅可通过胎盘和血脑屏障，有可能损伤胎儿神经系统。而香水大多添加了从麝香猫身上提取的麝香成分以及其他微毒化学物质，过量使用可能影响胎儿生长发育甚至可导致流产）。

④ 一年中有两个最佳备孕时段，一是春暖花开的春季，二是秋高气爽的秋季。原因有三个方面：其一，春秋季节的气温比较适宜，这时夫妻双方身体状况相对较好，有助于精子和卵泡的发育，受孕率也会大大提高；其二，春秋季精子活力最强；冬季尽管精子数量最多，但精子尾部容易缺陷；夏季则是不成熟精子比例最高的季节；其三，春秋季雾霾相对冬季要少很多，备孕应尽量避开雾霾集中的季节。据报道，兰州大学核科学与技术学院放射化学与核环境研究所博士生齐伟的最新科研成果显示，PM2.5中的碳纳米颗粒能透过胎盘屏障，尤其对初次怀孕孕体具有很明显的损伤作用，造成的流产率高达70%。

⑤ 备孕夫妻应注意疾病的预防，不滥用药物，除了常规的体检外，值得一提的是女性的内分泌是不可忽视的环节之一。由于工作生活压力大以及环境污染、遗传等因素影响，有可能导致女性内分泌紊乱。如常见的黄体功能不全、高催乳素血症，严重的都能导致不孕、胎停育、流产等。如发现月经紊乱等问题，要到正规医院对各项内分泌指标进行检测，若有异常，应先治疗好再考虑怀孕。

⑥ 夫妻双方都应保持良好的情绪、饮食起居要有规律、适当地锻炼身体、戒烟戒酒、尽量避免辐射和装修污染对身体带来的伤害，不要喝含有咖啡因的饮料，以免残存的咖啡因影响受精卵。

现在常推广的"胎教"方法，都是从听觉、视觉、触觉方面间接对胎儿进行刺激。而听觉、视觉和触觉这些都属于生理学参数，现在所发表的各种论文中所采用的大多数也都是生理学实验，缺少临床医疗实践的科学综合结论。反倒是对胎宝宝实际影响更深远的胎内营养和胎内环境，往往因为难以实验与佐证而被"晾到一边"。事实上，胎儿时期是大脑生长发育的关键时期，也是人类脑细胞发育最旺盛的时期。胎儿期大脑细胞数量和体积的多少与营养和大脑本身所处的环境密不可分。换句话说：营养的缺乏或者不均衡会影响宝宝的脑细胞发育，嘈杂、颠簸等不安定的周围环境同样也能影响宝宝的发育。有新的研究表明，母体在怀孕过程中长期处在过于吵闹的环境中就有造成宝宝患上自闭症的可能。孕妈妈长期处在焦虑、精神过度紧张、生活节奏过快

情绪稳定
容易哄逗
容易安慰

笑盈盈
很少哭闹
对音乐敏感

夜里能睡大觉
视听能力优秀

良好环境和胎教下出生的宝宝

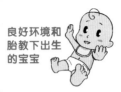

眼睛亮 有神采
语言发育快
说话早

思维敏捷
运动能力强
学习力惊人

等状态下容易产下多动症患儿，据多数多动症患儿母亲反映，孩子在胎儿时期胎动就非常频繁。婴儿时期更是显得不安宁、手脚乱动、喂养困难、夜啼，难以入睡又易惊醒。儿童期则表现为：注意力分散、做游戏时常常半途而废、非常冲动没有耐心，情绪很不稳定，而大部分多动症患者都是难以治愈的。与多动症患儿恰恰相反的是良好宫内环境和胎教下出生的宝宝：他们情绪稳定，容易哄逗，容易安慰；总是笑盈盈，夜里能睡大觉，很少哭闹；视听能力优秀，眼睛亮亮的，很有神采；语言发育快，说话早，思维敏捷；运动能力强，学习能力惊人。

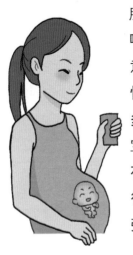

其实，中国自古以来就有胎教文化：古人认为，保证给胎儿提供最安静舒适的生长环境，让胎儿摄取到丰富的营养便是最好的胎教。纵观中华民族发展史，从《周礼》的胎教法，到北齐徐之才的十月养胎法都不难看出，古人对胎教孕产的重视可见一斑。反倒是现代社会，生活节奏快，孕妇们百无禁忌地饮食、玩乐、熬夜、长途跋涉、透支体力等，却完全忽视了仅仅肚皮之隔的胎宝宝正皱着眉头无奈地默默忍受着这一切。

五、 如何根据妊娠不同阶段为胎宝宝提供所需营养

孕期饮食要讲究基本原则，以清淡均衡、环保安全为要，多吃时令果蔬。从现代营养学的角度而言，为了让宝宝健康发育，妈妈要均衡地摄入各种营养素。平衡膳食就是合理摄取营养的重要方法，除了摄入的能量适宜，还要使营养素之间的比例恰当，同时要补充各种含适量维生素及微量元素、无机盐的食品。因此，怀孕后要随季节变化调节饮食，更重要的是根据妊娠月份的不同，随时更换食谱。下面我们将孕期分为三个阶段，为大家具体介绍不同时期的营养搭配：

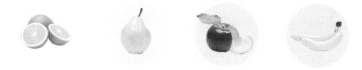

孕早期 （即孕1~12周）

前3个月胎儿较小，生长缓慢，需摄取的营养素不多。准妈妈只需在膳食中增加一些含矿物质的维生素较多的食物即可。早孕通常会厌油腻、恶心、食欲不振、喜食酸食，为了激发食欲，食谱应依据孕妈妈的口味制定，可以采用少量多餐方式进食。

叶酸

（1）继续补充叶酸。每日喝一杯牛奶（约含500毫克钙）。

◈ 新鲜蔬果

（2）多吃新鲜蔬果，特别是带酸味的新鲜瓜果，含有丰富的维生素C，可以增强母体的抵抗力和促进胎儿正常生长发育。

◈ 主食

（3）主食可选择多食用小米粥和自制面食。小米粥富含微量元素，特别是锌含量高，营养丰富；自制面食中的小麦粉含有麦麸，麦麸中含丰富的B族维生素、膳食纤维、蛋白质、矿物质，自制面食还能防止摄入过多添加剂。

◈ 菜品

（4）菜品可选择以清淡而富有营养的食物为主，例如瘦肉、鱼、禽、蛋类、牛奶、豆浆以及各种绿叶蔬菜等。

◈ 小零食

（5）小零食可以自制糖姜片、酸奶、李子酱，即讲求环保又能缓解孕吐（特别提示不要食用山楂，平时看起来人畜无害的山楂并不适合孕妇食用，山楂有活血通瘀促进宫缩的效用，如果孕期大量食用山楂制品，可能刺激子宫收缩，甚至导致流产）。

◈ 芝麻、麻油

（6）整个孕期都可适量食用芝麻和麻油，芝麻中含有维生素E，可起到安胎的作用，卵磷脂对脑细胞发育有利，其中还富含维生素B_1、维生素B_2、钙、铁、镁等营养成分。

此时是胎儿发育生长最为迅速的时期，对营养的需求最大，很多准妈妈可能会突然感觉到胃口大开，孕吐好转，此时应加强营养，主食以米、面、杂粮为主，副食多吃高蛋白的牛肉、羊肉，饿了要及时进食，并且不要吃太饱，否则胃气受损，妨碍营养正常吸收（特别提醒:孕中期孕妇可能突然晕倒，这是由于进入孕中期，胎盘刚刚建立，血管长度增加，机体一时不适应，容易导致大脑一过性缺血，孕妈妈很有可能突然无前兆地晕倒）。此时的孕妈妈在保证营养的同时尽量不要单独出行以免发生危险。

不要单独出行 避免发生危险。

小贴士

① 停止食用叶酸，建议食用福施福（育龄妇女常规服用的保健产品，含23种人体必需的维生素、矿物质及微量元素）。

② 孕中期每日应摄入钙1000毫克，可每日喝两杯牛奶（约含1000毫克钙）。另外，孕中期准妈妈还应多吃含钙丰富的食物，补充奶类及奶制品、豆制品、鱼、虾等食物，对牛奶过敏者，可以喝一些豆浆（如果还是出现小腿抽筋、半夜手脚发紧等症状，需遵医嘱额外补充钙剂）。

③ 因代谢旺盛需要多喝水，为防止便秘，多吃粗粮、青菜、水果等含粗纤维多的食物。

④ 可吃一些禽类、牛羊等动物肉，以强肾坚骨。

⑤ 准妈妈需在孕中期开始补充铁质，在我国准妈妈缺铁的现象较为普遍，贫血患病率为30%左右，福施福里包含了少量铁元素，平时饮食中再注意食用红枣、菠菜、动物血等含铁高的食物，一般不需要再额外补充铁剂。

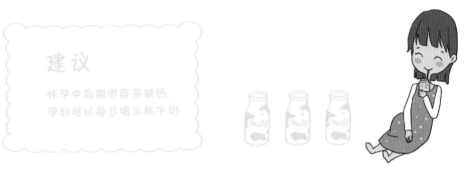

此时胎儿要发育肌肉、骨骼和大脑，准妈妈需要补充一些含钙、蛋白质和维生素较丰富的食物。进入孕8个月后，胎儿日趋成熟，饮食原则应因人而异：孕妇体重偏高，胎儿发育较好者应稍稍限制饮食，以防胎儿长得过大造成分娩困难；反之，若孕妇体重偏轻体质较差，胎儿发育又不大好，则应加强营养。饮食要以量少、丰富、多样为主，饮食的调味宜清淡。不吃肥腻有火气的食物，并按时进食。尤其是产前胎热较重，应清淡饮食。

建议

怀孕中后期很容易缺钙，孕妇可以每日喝三杯牛奶

· ❀ 小贴士 ❀ ·

① 继续食用福施福，到了妊娠晚期每日需要摄入1500毫克钙，建议每日喝三杯牛奶。

② 少吃过咸的食物，每天饮食中的盐量应控制在6克以下，此时不宜大量饮水。

③ 应选体积小、营养价值高的食物，如动物性食品。避免过量食用体积大、营养价值低的食物，如土豆、红薯、芋头等，以减轻胃部的饱胀感。

④ 少吃热量高的食物，如甜食、饼干、面包等，要多吃含有优质蛋白质的食物，如鱼、肉、蛋、肝及大豆制品。

六、 哪些食物孕期应慎食

怀孕期间，准妈妈应尽量多吃时令果蔬和自制小零食，少吃深加工食品以及寒性较重、活血祛瘀的食物。孕期需慎食的食物大致有芦荟、螃蟹、薏米、马齿苋、甲鱼、杏子、山楂、杏仁、咖啡等，下面让我们来具体了解以下食物的特性：

芦荟

中国食品科学技术学会提供的资料显示，怀孕中的妇女若过量饮用芦荟汁，容易引起腹痛、呕吐、便血，甚至导致流产。

螃蟹

螃蟹味道鲜美，但其性寒凉，有活血祛瘀之功，故对孕妇有不利影响，特别是蟹爪和蟹心乃大寒之物。著名的中医书《珍珠囊补遗药性赋》中提到，"蟹味咸寒有毒，爪能破血堕胎"，点明了蟹具有破血化瘀的功效。医书上记载用蟹甲、黄酒可治疗产后包衣不下（胎盘滞留）。

薏米

中医认为薏米质滑利，且对子宫平滑肌有兴奋作用，可促使子宫收缩、具有诱发流产的可能性。

马齿苋

马齿苋药性寒凉而滑利，对于子宫有明显的兴奋作用，能使子宫收缩次数增多、强度增大。多食会导致腹痛甚至造成流产。

杏子、杏仁、苦杏仁

杏子味酸、性大热，且有滑胎作用，由于妊娠胎气胎热较重，一般应遵循"产前宜清"的药食原则，而杏子的热性及其滑胎特性，为孕妇之大忌。苦杏仁中则含有毒物质氢氰酸，为了避免其毒性透过胎盘屏障影响胎儿，所以孕妇应禁食苦杏仁。

甲鱼

由于甲鱼性味咸寒，有较强的通血络、散瘀块的功效，因此具有一定堕胎之弊。

木瓜

木瓜偏寒性，容易引起腹泻或胃寒。木瓜中含有的木瓜苷能增强子宫收缩，所以为了避免意外的流产或早产，孕妇最好不要吃木瓜。

山楂

山楂有活血通瘀、促进子宫收缩的功效，孕妇尽量少吃，如果孕妇在孕期大量食用山楂制品，可能会刺激子宫收缩而导致腹痛，甚至导致流产。

咖啡

胎宝宝对咖啡因尤为敏感，咖啡因会造成人的神经系统兴奋，孕妈妈摄取太多可能影响胎宝宝大脑、心脏、肝脏发育。

巧克力

大部分巧克力都含有咖啡因的成分，食用巧克力后孕妈妈会明显感觉胎动频繁达数小时之久。如果过量食用，致使胎儿大脑长期处于兴奋状态，可能影响胎儿的正常发育。

可乐

可乐是最常见的含有咖啡因的饮料。

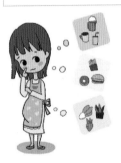

孕妇每天合理膳食建议

谷类：（米、面及杂粮）：400~500克
蔬菜、水果：蔬菜总量500克左右（其中一半为黄色、绿色蔬菜），水果100~200克
肉、禽、鱼、蛋等：50~100克
奶及奶制品：应充足，孕后期每天500毫升
豆类及豆制品：50~100克
油脂类：25克，以植物油为宜

浓茶

孕妇不宜喝茶过浓、过多（一天最好不超过3杯）。茶叶中含有咖啡因，饮用过多会致使胎动不安。据调查显示，孕妇每天饮浓茶5杯以上，可使胎儿体重减轻。另据临床资料显示，大量饮茶的孕妇引起贫血的可能性要比不饮茶的孕妇大，最终导致胎儿先天性缺铁性贫血。

烟

孕妇吸烟或者被动吸烟，除了减少血液流向子宫之外，还会降低胎儿从血液中获得的氧气量。胎儿有出生体重较轻的危险，发生婴儿猝死综合征(简称SIDS)的危险性增加。

酒

孕妇饮酒会损害胎儿的脑干神经，容易使胎儿患酒精中毒综合征。这种中毒胎儿的典型特征是体重轻、心脏及四肢畸形、智力低下、多动症等。

槟榔

槟榔中含有槟榔素及黄樟素，这两种成分通常被认为是槟榔致癌并导致细胞突变的最主要成分。另外，为了发汗，槟榔中常常添加中药麻黄和细辛药液。若胎儿长期接触，可能发生畸形、发育障碍，甚至导致死亡。

辣椒

适量吃辣椒对人摄取全面的营养成分有好处。但过量进食辣椒会刺激肠胃，引起便秘、加快血流量，孕妇不宜过量食用。若属于前置胎盘，这种情况则应绝对禁止食用。

花椒、八角、桂皮、五香粉

花椒、八角、桂皮、五香粉属于热性调味品，易消耗肠道水分，可使肠道分泌液减少而造成肠道干燥和便秘，孕妇应尽量少吃。

七、如何为胎宝宝提供优质的环境胎教

环境对宝宝生长发育的影响不可小觑，嘈杂不安定的周围环境能影响宝宝的生长发育。母体在怀孕过程中长期处在过于吵闹的环境中就有造成宝宝自闭症的可能，孕妈妈长期处在焦虑和过度紧张的状态下产下多动症患儿的概率也大大增加。事实上，能影响宝宝生长发育的环境还可进一步细分为内环境和外环境，让我们来具体了解一下：

外环境 是指孕妈妈所处的外部生活环境。

外环境包括

声音	光线	阳光	卫生状况
温度	湿度	烟雾	污染物

建议孕妈妈们所处的外部环境需符合以下几点：

① 应力求安静舒适，要防止噪音的侵扰。

② 室内光线要明亮柔和，尽量保持室内温度和湿度适宜，特别注意保暖不能感冒（怀孕期间孕妇体温增高，孕妈妈不要因为不怕冷而疏忽大意，天气变化时还是要注意采取保暖措施）。

③ 保持卫生整洁以防止感染疾病，不要呆在有装修污染的居室里，有人在室内抽烟要及时制止。

④ 出了汗要及时洗澡，衣物被褥要勤换洗。

⑤ 孕妈妈还应多晒太阳，经常到室外走动走动，一来呼吸新鲜空气，二来舒展筋骨。

孕妈妈应多晒太阳，多到户外走动走动

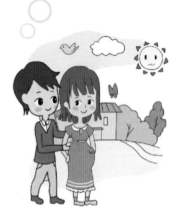

内环境 是指孕妈妈的心境和身体状况。

内环境包括 情绪的好坏 紧张程度

情绪紧张都会刺激母体分泌一些与之相对应的激素，这些激素对胎儿及整个子宫环境来说，都会产生影响。

人类脑垂体的激素大致可分为两种：

与情绪有关的激素

当情绪不好的时候，人体会分泌一些肾上腺素、压力激素或是紧张激素，这些激素分泌过多对宝宝的生长发育会产生不良的影响。

"快乐激素"

"快乐激素"能够让一个人的心情好起来，当听到一些悦耳的音乐时，准妈妈就会分泌这种"快乐激素"，它从妈妈的脑部开始分泌之后到达全身，当然也会到达子宫的血管，通过脐带的血管送到胎儿身上，通过这一过程，提供给胎儿更多、更好的养分和氧气。

为了宝宝的健康发展，孕妈妈应避免以下四种情形：

❶ 准妈妈应避免恐惧心理影响胎内环境。

准妈妈应避免恐惧环境的刺激与惊吓。如少去黑暗、令人产生恐惧的地方，不看恐怖、惊悚鬼怪、战争、暴力的影视片。科学家研究发现，如果母亲受到强烈的精神刺激，胎儿会捂着嘴巴、颤抖，并感觉到害怕。很多孕妇有体验，怀孕中期或者末期如果受到惊吓不但自己心跳加快，胎动一定会急剧增加，如果经常发生这种状况，胎儿就会拒绝母亲传递给他的信息。

❷ 准妈妈应避免情绪不佳影响胎内环境。

不良的情绪、心情都会给胎儿带来不良影响。如发怒、痛苦、焦虑等（这些情绪会让孩子今后变得好动、情绪不稳定、易哭闹，甚至患上消化功能紊乱等疾病，使其发病率明显增高；另一方面，一些长期处于焦虑、恐惧之中的准妈妈，生下来的胎儿多紧皱眉头、表情生硬）。

③ 准妈妈应避免长期精神过度紧张影响胎内环境。

长期生活在高度紧张环境下的准妈妈，都将为胎儿生长发育带来不良影响，无论其是在娱乐或工作。如有棋牌爱好的准妈妈孕期久坐牌桌、医生怀孕期间长时间站手术台等，因此，建议准妈妈怀孕期间不要承接精神高度紧张的工作（当准妈妈情绪过度紧张的时候，肾上腺素、压力激素或是紧张激素分泌过多，有可能阻碍胎儿上颌的发育，引起胎儿口唇发育不良而造成唇腭裂）。

④ 准妈妈应避免参加一些声音分贝过高的活动，以免为胎宝宝造成不良外环境。

准妈妈应避免经常处在某些强噪音环境下，如K歌、泡吧、长期从事舞台表演等。由于胎儿的内耳耳蜗正处于成长阶段，极易遭受低频率噪音的损害，外环境中的低频率声音可传入子宫，并影响胎儿。研究结果显示，经常接受85分贝以上强噪音的胎儿，在出生前就已丧失了听觉的敏锐性。也有研究证明，胎儿内耳受到噪音的刺激，能使脑的部分区域受损，并严重影响大脑的发育，导致出现智力低下儿。

为了能给胎宝宝创造一个良好的内环境，建议孕妈妈们在孕期可以做以下尝试：

特别提示：
孕妇切忌旅途奔波

① 做些自己感兴趣的小手工，可以用来打发闲暇时光，同时也可以美化生活环境，分散注意力。如十字绣、制作宝宝的小衣服、陶艺等。

② 选择环境优美空气清新的地方度个小长假，放松心情（最佳的出门时间在孕期的4~7个月之间）。特别提示：孕妇切忌长途旅行奔波，如确需旅行，也应在同一地方多住些时间，消除旅途疲劳，路况不好的地方避免前往。

③ 到附近的小区或公园里散步、看书、听歌。

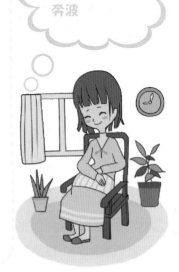

八、 音乐胎教对于胎儿有哪些重要意义

音乐胎教是运用最为普遍最易被大众接受的胎教方式，它具有操作简单、不挑环境等优势。那么音乐胎教到底能对胎宝宝产生哪些积极影响呢？下面我们来了解一下：

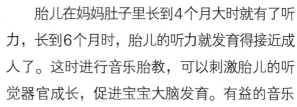

胎儿在妈妈肚子里长到4个月大时就有了听力，长到6个月时，胎儿的听力就发育得接近成人了。这时进行音乐胎教，可以刺激胎儿的听觉器官成长，促进宝宝大脑发育。有益的音乐旋律，适当地通过系统、周期性的刺激，促使其神经元的轴突、树突及突触的发育，能促进宝宝大脑发育更充分，神经网络更丰富，为优化后天的智力及发展音乐天赋奠定基础。音乐的直接熏陶，使胎儿大脑得到充分有效的信息刺激，提升今后在空间感、推理、注意力、想象力与创造力等方面的能力，提高大脑的功能。所以经过科学、系统音乐胎教的孩子未来的情商、智商和体质都优于一般孩子。

许多医生都做过类似的试验：对胎儿定时播放柔美抒情的胎教音乐，每当孕妇沉浸在胎教音乐的氛围里，胎儿的心率便趋于稳定，胎动也平缓有规律。待婴儿出生后再播放相同内容的胎教音乐时，婴儿就会循声张望，表现出极大的兴趣，并且神情愉快，反应敏捷。

心理角度

胎教音乐能使孕妈心旷神怡、浮想联翩、宁静轻松，从而改善不良情绪，保持良好的心境，使孕妇的血压、脉搏、呼吸、消化液的分泌均处于相互平稳、相互协调状态，有利于孕妇身心健康。同时改善胎盘供血量，促进胎儿健康发育。还可通过种种途径将孕妈的感觉信息传递给宝宝，使宝宝的心理变化与妈妈同步。

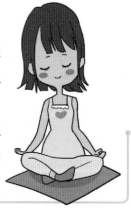

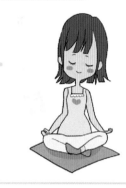

胎教音乐使孕妈的心率平稳，呼吸舒畅。胎教音乐那悦耳动听的音响，不断传入孕妈和胎儿的听觉器官，通过听觉器官的传导，对大脑皮质产生良性刺激，从而调节和改善大脑皮质的紧张度，促使体内一些激素的正常分泌，进而调节全身的健康状况，使孕妈和胎儿的身心都保持一种最佳状态。

科学证明，良好的音乐胎教对提高胎儿的智商和情商有着非常重要的作用。还可以帮助胎儿在出生后养成温和的性格，减少多动症的发生，对促进大脑发育都大有好处。

九、 音乐胎教具体应怎样做

很多准父母对于音乐胎教只有一个很模糊的概念，那就是听音乐，具体怎样听却并不清楚。首先我们可以将音乐胎教在时间上分为两个阶段：

妊娠6个月前

胎儿内耳尚未发育成熟，这时的音乐显然只能作用于母亲，通过母亲感染胎儿。当母亲听到优美的旋律时可以愉悦身心，为宝宝创造一个良好的内环境（即通过孕妈妈身心调节达到最佳宫内环境，如母体血液内的化学物质、肾上腺素、皮质醇、5-羟色胺等得到调节），从而促进胎宝宝发育。孕妈妈可以每天定时欣赏一些名曲和轻音乐。此时的音乐胎教可根据孕妈妈的爱好来选曲，只要孕妈妈听后感觉愉悦就行。

心情
愉悦

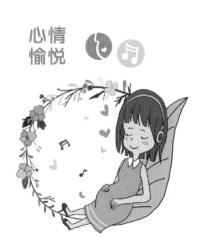

　　胎儿能直接感受声音了，这时候音乐、父母与胎儿的对话、母亲的心音，都对胎儿有直接的影响。此时的胎教音乐除了考虑孕妈妈爱听以外，还要考虑宝宝也同时在欣赏。特别是妊娠七八个月之后，敏感的孕妈妈能通过胎动了解胎宝宝的喜好，如每个胎宝宝都有自己的作息规律，在宝宝活跃的时间段，宝宝如果听到音乐后胎动显得活跃（注意与胎动躁动不安区别），说明宝宝爱听并且心情愉悦，不要小瞧还在妈妈肚子里的胎宝宝，他们的个人喜好可是很明确的。一般来说，胎教音乐以轻音乐、柔和旋律以及古典音乐为主，而像催眠音乐以及大自然河川、虫鸣鸟叫或是溪水声的规律性音乐，也都是不错的选择。据研究表明，胎宝宝普遍喜爱旋律悠扬、很有韵律感的歌，如一些抒情的经典老歌。

推荐歌曲

世上只有妈妈好 | **绿岛小夜曲** | **摇篮曲** | **宝贝**

具体有以下几种操作方式可以借鉴：

1. 准妈妈哼唱

　　科学还论证了再好的音乐也比不上出自于孕妇口中的歌声。这是因为孕妇的歌声能使胎儿获得感觉与感情的双重满足，来自外部的歌声，既没有母亲唱歌给胎儿机体带来的物理震动，更缺乏饱含母爱的亲情对胎儿感情的激发。因此，孕妈每天可以低声哼唱自己所喜爱的有益于自己及胎儿身心健康的歌曲以感染胎儿。比如《世上只有妈妈好》《宝贝》《摇篮曲》《绿岛小夜曲》等歌曲，唱给宝宝听时，要心情舒畅，富于感情，倾情投入，凝思于腹内的胎儿，就像对着尚未谋面的可爱的宝宝，倾诉着一番母爱柔情，从而达到爱子心音的谐震，让胎儿得到美妙的享受。这是最简便易行的音乐胎教方式，适合每一个孕妈妈采用。

2、听大自然音乐会

可以在风和日丽的日子里，准爸爸、准妈妈手牵着手，带着胎宝宝一起去户外，静静地听小鸟啁啾，听小溪哗啦啦的声音，听树叶沙沙的响声，听田野里的蛙鸣。还可以告诉胎宝宝，发出哗哗声音的是什么样的一条小溪，小溪边上有一片什么样的不知名的小花……野外看似周遭静悄悄，此时却是无声胜有声，大自然的一切气息都是音乐。倾听来自大自然的一切，这种和谐的感觉是制作多么精良的CD都无法比拟的。

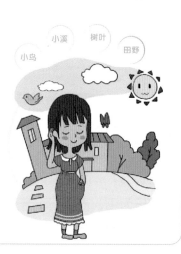

大自然的声音

小溪　树叶

小鸟　　田野

3、母教胎唱

胎儿虽具有听力，但毕竟只能听不能唱。孕妈要充分发挥自己的想象，让腹中的宝宝神奇地张开蓓蕾般的小嘴，跟着你的音乐和谐地"唱"起来，当孕妈选好一支曲子后，自己唱一句，随即凝思胎儿在自己的腹内学唱。可先将音乐的发音或简单的乐谱反复轻唱几次，每唱一个音符后等几秒钟。让胎儿跟着"学唱"，然后再依次进行。

4、听爸爸的歌声

胎宝宝可不能缺少了听爸爸的歌声，因为爸爸的声音是很特别的，浑厚、深沉、富有磁性，唱出来的歌和妈妈唱的很不同，对于宝宝来说，爸爸的歌声可是一种全新的体验，开唱前可别忘了自我介绍哟，开场白可以是这样的："宝贝，我是你爸爸，我会天天给你唱一两首歌，你要是喜欢觉得好听，就在妈妈肚子里给爸爸鼓鼓掌吧！"爸爸可以唱《亲亲我的宝贝》《好爸爸坏爸爸》《北国之春》等。

5、朗诵抒情法

在音乐伴奏与歌曲伴唱的同时，准妈妈朗读诗词以抒发感情，也是一种很好的音乐胎教形式。专家认为，在一套音乐胎教当中，器乐、歌曲与朗读三者前后呼应，相互结合，达到有条不紊的和谐统一，具有很好的抒发感情作用，能给孕妈和胎儿带来美的享受。当准妈妈心情愉快时，胎儿也会在母体里感受到这份愉悦，它可能会微笑、吃手指，在羊水里自得其乐。

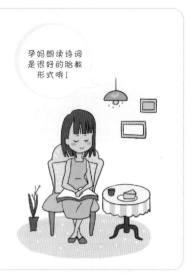

孕妈朗读诗词是很好的胎教形式哦！

实施音乐胎教必须遵以下几项基本原则：

❶ 分贝适宜，限制时间

一般而言，胎教音乐播放时，音量应控制在60~70分贝之间。每天听两次，每次20～30分钟为宜。用通俗的语言表述就是播放音乐时不要太大声，否则优美的音乐就变成了噪音，每次播放的时间也不要过长，否则，胎宝宝听久了也会累的。

❷ 不能贴着肚皮播放音乐

准妈妈直接把扬声器、录音机、收音机等放在肚皮上，让胎儿自己听音乐是非常不恰当的。因为，肚皮和羊水在一定程度上形成阻挡声音的天然屏障，如果贴着肚皮播放音乐，声波进入母体，使腹中胎儿受到高频声音的刺激，时间长了容易对胎儿正在高速发育的耳蜗及听觉神经造成损伤，引起听力障碍甚至耳聋。

③ 音乐是妈妈自己爱听的

欣赏胎教音乐首先应以准妈妈爱听为基本原则。如有些准妈妈听别人介绍，认为某些曲目很适合胎教，结果发现自己却不爱听，甚至听久了便有些不耐烦，如果遇到这种情况准妈妈不应再坚持。

④ 应选择在宝宝最活跃的时间播放胎教音乐

一般认为，播放胎教音乐要以准妈妈自觉有胎动，推测胎儿处在"清醒"的状态时进行。其实，每个胎宝宝都有自己的作息规律，他们通常每天要睡很长时间，随着胎龄的慢慢增长睡眠时间也有所减少，而对胎宝宝的作息规律最了解的一定是准妈妈。因此，准妈妈应选择在胎宝宝睡醒后，渐渐开始活跃的时间段进行音乐胎教，千万别扰了宝宝的清梦。

⑤ 选择舒缓的曲子作为胎教音乐

研究结果表明，婴儿普遍喜爱旋律优美、节奏舒缓的乐曲，这类乐曲对胎宝宝有安抚作用。胎儿并不适合听摇滚等过于刺激的音乐，有的家长认为节奏欢快的儿歌胎宝宝一定喜欢，其实不然，儿歌顾名思义是指儿童喜爱的歌曲，宝宝长到1岁左右才会开始渐渐对儿歌感兴趣。

十、 语言胎教对于胎儿有哪些重要意义

语言胎教是指让孕妇或家人用文明、礼貌、亲切、生动、形象的语言，有目的地对宫内的胎儿讲话，给胎儿期的大脑新皮质输入最初的语言印记，为后天的学习打下基础。

医学研究表明，父母经常与胎儿对话，在大脑新皮质输入最初的语言印记，能促进其出生以后的语言方面的良好教育（动物的脑从内侧往外分为古皮质、旧皮质、新皮质三个部分。古皮质起着爬虫脑的作用，旧皮质起着哺乳类脑的作用。唯有人类有别于其他动物的新皮质特别发达，新皮质是用来学习知识和进行精神活动的。包括胎儿期在内的一生中，可储存10000万亿个信息单位。在哺乳动物中，等级愈高，新皮质愈发达。由于人类新皮质的高度发达，它约占据全部大脑皮质的96%）。如果先天不给胎儿的大脑输入优良的信息，尽管性能再好，也只会是一部没有储存软件的"电脑"，胎儿会感到空虚。人们发现，婴儿在出生第一天时就能辨认出自己母亲的声音，当婴儿哭闹时，母亲用左侧怀抱婴儿，婴儿又聆听到他在宫内听惯了的母亲的心跳声，他马上感到安全、舒适，怡然自得而不吵不闹。这说明，这个小生命在胎儿期就已经具备了出色的记忆和学习能力。胎儿在母体内的时间虽然短暂，但对其一生影响巨大。因此，在胎儿期对其进行语言刺激，可加快他的智力发育，为出生后的教育打下良好基础。

　　我国传统胎教要求孕妇行坐端正，性情和悦，常处静室，多听美言，令人讲读诗书，耳不闻非言，目不视恶事等，这里强调了胎教中行为美、精神美。外界的各种事物都会对胎儿发生或好或坏的影响，特别是胎儿的听觉很灵敏，"子在腹中，随母听闻"，故孕妇不能不慎。"怀孕妇女性宜宽厚，神全气和，不惟安胎，生子必温厚，古所谓胎教也"。我国周朝的太任王后，曾刻苦修炼8个月时间，最终生下了聪明而又仁慈的周文王。她所修炼的内容其实就是适合孕妈妈学习的清净法，太任的行为就是我们常说的心理胎教。周文王从小就聪明过人，这一点是和他在出生前所接受的语言胎教分不开的，其中最重要的一点，他的母亲在怀孕时静养了整整8个月。正是因为母亲太任的胎教理念：口中不说污言，脑中不想邪念，修炼身心，最终诞生了文王这样的一代明君。

胎儿时期进行语言刺激，可加快智力发育

从妊娠6个月起，胎儿就具备了听到声音的条件，来自外界的声音刺激会使胎儿产生生理性反应，如眨眼、心跳加快、打哈欠及转动头部等动作。妊娠第7个月时，胎儿大脑发育基本完成了主要脑沟和脑回的构造，此时起听觉器官可通过听神经与大脑建立联系。此时如果给予适当的语言刺激，胎儿的听觉器官会把听到的信息传到大脑，并且将其储存起来，构成记忆。妊娠7个月时孕妇的腹壁和子宫逐渐变得薄了起来，外界的声音很容易便传到子宫内。只要是能透过母体的声音，胎儿都可以感觉到，人体体液和血液传导声音的能力要比空气大得多。这个时候起对胎儿进行语言胎教可以收到非常好的效果。

那么我们要如何与胎儿进行语言交流呢?

❶进行语言胎教时孕妇要使自己的精神和全身的肌肉放松，注意力集中，保持平静的心境，呼吸顺畅，并且牢记胎儿的存在，才能收到预期的效果。

❷每次时间不宜过长，10分钟左右，不要讲太复杂的句子，以简单、轻松、明快为原则。

❸可以给胎宝宝起一个乳名，让胎宝宝在肚子里就开始熟悉父母对自己称呼。

❹内容随时联系实际情况而定，可以告诉胎宝宝今天一天的生活、心中的感想、未来的憧憬。如早晨起来，先对胎儿说一声"早上好!"打开窗帘说:"太阳公公出来了，阳光洒满大地。"也可以解释日常的行为:"妈妈为什么要洗脸、爸爸为什么刮胡子、肥皂为什么起泡沫"等。总之，要把生活中的一切都对胎儿叙述，通过和胎儿一起感受、思考、行动，使母子间的纽带更牢固，并培养胎儿对母亲的信赖感及对外界感受力和思考力的基础。

⑤ 准爸爸参与语言胎教很重要，准爸爸的声音一般较厚重、雄浑、有磁性，胎儿听了会觉得舒服。准爸爸的声音有别于准妈妈，胎儿可以通过辨别两者的声音来锻炼听觉。所以父亲有时间时，最好也能抚摸着胎儿对他说些充满爱意的话。这样做能加深胎儿出生后对父亲的情感和认同，并培养一些母亲没有的性格、素质。专家们发现，父亲参与语言、音乐等胎教活动的胎儿，出生后对父亲的声音很早便有辨别力，感情上也有较明显的亲近表现，日后对父亲会更加喜爱。

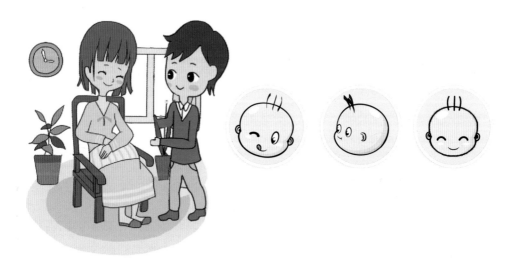

⑥ 可以将文学作品，以柔和的语言传达给胎儿，这样可以培养胎宝宝的想象力、独创性以及进取精神。让胎宝宝与母亲一起感受文学的趣味，培养艺术的情感，可以增进大脑的发育。文学是一种充满感性色彩的艺术，孕妇读了能摆脱烦恼情绪、改善精神状态、促进身心平衡的作用，也能优化胎内环境，激发爱子之情。阅读的过程中，准妈妈要用自己富于想象力的大脑放大并传递给胎儿，从而促使胎儿心灵健康成长。一些古代或近代的散文、古诗词都是不错的选择。

十二、 准爸爸在胎教中能起到哪些重要作用

大部分胎教都是由准妈妈来完成的，那么准爸爸又能做些什么呢？实际上，父亲在胎教中的地位也是不容小觑的。在某种意义上说，聪明健康的小宝宝的诞生，在很大程度上取决于父亲。孩子是夫妻双方爱情的结晶，胎教不仅仅是准妈妈一个人的事，丈夫同样有不可推御的责任。如：备孕期间的注意事项、为孕妈妈和胎宝宝改善周围环境、为准妈妈调节情绪，和宝宝说悄悄话等，都是爸爸可以参与的胎教活动。这一切都能让父亲的角色在胎教中显得尤为重要。

准爸爸要尽心体贴准妈妈，成为调节宝宝内环境的帮手。由于孕期激素水平升高，许多准妈妈容易情绪不稳定，这时准爸爸就要表现出豁达大度，不与妻子斤斤计较。准爸爸在工作之余要多抽点时间陪妻子散步、听音乐等，帮助准妈妈保持心情愉悦。

大部分准妈妈在怀孕期间会出现短期记忆力和注意力不如从前的症状俗称孕呆（有研究表明，孕妇在怀孕期间，神经的传导介质，如肾上腺素、血清素、多巴胺都有明显的下降，这些状况会影响到神经系统的活动，可能与记忆力减退有关）。此时，准爸爸就要及时发挥作用，多多留心家中事宜，很多时候都可以从旁提醒准妈妈。

准爸爸还应协助准妈妈做好围产期保健，避免感冒、风疹（以免引起胎儿畸形）、腹泻等。还要记得睡前叮嘱孕妈妈左侧卧位，准妈妈出行时为她代驾。准妈妈做产检，准爸爸也应抽空同行，这样可以缓解准妈妈的紧张情绪。

准爸爸在妻子妊娠期间，要多下厨，给予妻子合理的营养，大多数准妈妈有妊娠反应，准爸爸应鼓励妻子克服恶心呕吐等反应，坚持进食，做到少吃多餐。

当胎宝宝长到6个月大时，已经有了听觉和视觉，准爸爸要和准妈妈一起用委婉的音调和胎宝宝说话、唱歌、讲故事。另外，经常抚摸准妈妈的腹部，对胎宝宝也有好处（方法：睡前准爸爸将手掌搓热后贴在在妻子的腹部做圆形、有韵律的按抚，边抚摸，边与胎儿讲话或唱歌，既能与胎宝宝交流又能令胎宝宝、准妈妈都放松心情增加供血量）。准爸爸多和胎宝宝交流能让胎宝宝熟悉自己的父亲低沉而有力的声音，产生安心和依赖感，对宝宝的身心发育非常有利。

十三、 孕期易产生哪些心理问题及如何做好心理胎教

整个孕期对于准妈妈而言是场对身心的巨大考验，由于激素水平的变化、孕期的种种不适（孕吐、孕末期睡眠障碍、便秘、下肢水肿）、产前焦虑等，会导致准妈妈的心理产生很多微妙的变化。还有些准妈妈相对没有不适的感觉却又有些浮躁耐不住寂寞，常坐车外出颠簸、熬夜坚守牌桌、逛街火拼没有节制，其实这些都是不应该的。古语有云："怀孕妇女性宜宽厚，神全气和，不惟安胎，生子必温厚"。这便是古代的胎教，可见古人对胎教的研究不输现在。因此，孕期除了要适应和接受生理上的变化外，准妈妈还需了解怎样做好孕期心理保健及怎样戒掉浮躁心态，为宝宝创造一个宁静舒适有利于成长发育的内环境。而准妈妈进行心理调适的过程也就是心理胎教过程。

以下有八种常见的孕期心理状态需要调适：

1 抑郁心理

"产前抑郁症"是近年来出现的一种新的孕期心理疾病。由于怀孕后，准妈妈对丈夫和其他人以及某些事情产生了一些新的或者不合理的期望，内心的需求没有被满足，故产生出各种负面情绪。而这种忧郁情绪会造成孕妈妈失眠、厌食、自主神经紊乱等，对胎宝宝的生长极度不利，会造成遗传性胎宝宝情绪和人格发展的障碍。因此，准妈妈需要做的就是有意识地放下一些执念，尽量进行一些积极的自我心理暗示（如告诉自己我即将成为一位伟大的妈咪或是多想想身边人对自己有多照顾等，通俗点讲就是专挑好的方面去想），多看一些轻松、幽默的书籍，多看一些喜剧片和动画片，这样就能缓解一些心理上的烦乱情绪。

2 担忧心理

通常准妈妈会对自己的胎宝宝很关注，这种关注有些时候会有点儿过了或是具有一定的盲目性，严重的会对准妈妈造成很大困扰。比如，担心一天的饮食是否合理、胎宝宝缺没缺什么微量元素、睡姿不好有没有压着宝贝等。其实这些都是可以依靠科学的手段来确定的，怀孕期间多学习孕期知识、多咨询专业人员是可以为准妈妈排解这类忧思的，而不要盲目担心，这样反而对胎儿不利。

3 烦躁心理

妊娠反应几乎是每个孕妇都会经历的阶段，很多人在孕期还会不同程度地出现各种不适的反应：孕早期可能会恶心、下腹牵拉痛；孕中期可能会无故晕倒、突然出现饥饿感导致浑身出虚汗；孕晚期反应更甚，可能出现睡眠障碍、便秘、下肢水肿、尿频、背部疼痛等。因此，孕妇常常会烦闷不安。此时，更应尽量保持心情舒畅，懂得吃苦过后是幸福，告诉自己这只是一个阶段而已。

4 淡漠心里

妊娠期间准妈妈可能只关心体内的胎宝宝，而对此外一切事情漠不关心，特别是可能忽略了自己的丈夫。这样的准妈妈看起来虽然对肚子里的胎宝宝极为重视，但是这种漠视的心理状态在一定程度上会影响夫妻感情，影响未来的亲子关系。

5 依赖心理

怀孕期间，准妈妈过分依赖丈夫，总希望准爸爸能时时陪在身旁，准爸爸的工作、事业因此受到影响，这样显然不妥。准妈妈要明白依赖需适度，个人心理需求也应根据个人的实际情况而定，要学会在心理上进行自我调理和自我平衡。学会理解准爸爸的难处，并期待着准爸爸认真工作，为宝宝将来的成长打好经济基础。

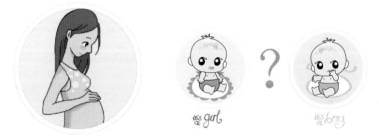

6 猜想心理

每天都在想着几个同样的问题，如宝宝是男孩还是女孩？宝宝长得好看吗（有的准妈妈在B超检查时会选择为胎宝宝"拍照"，由于拍照的角度和成像的方式以及胎宝宝所处的胎内环境是羊水浸泡着等因素影响，照片或许不尽人意）？这些都有可能为准妈妈带来心理压力，令心情大打折扣，从而影响到肚里的胎宝宝。其实，准妈妈得学会放下心中疑问，一切顺其自然就好。事实上，男孩女孩都一样，照片中不太好看的胎宝宝出生后也自然会越长越漂亮，要知道刚出生的宝宝有的皮肤皱巴巴、有的脸部浮肿，还有些活像个小老头，但出生一段时间（特别是黄疸退去）后丑小鸭就会变成小天鹅。

7 暴躁心理

有些爱美的准妈妈怀孕后，不自觉地抱怨自己因为怀孕而日益变形的身材，担心日后能否恢复，而这种抱怨和担心会以发脾气的方式向外界表达。殊不知孕妇发怒时，血液中的激素和有害化学物质的浓度会剧增，并通过胎盘屏障，使胎宝宝的情感发展直接受到影响，所以为了宝宝的身体健康，建议戒掉这种暴躁心理。

8 紧张心理

准妈妈在孕末临近预产期，因为恐惧分娩，会开始焦虑不安，害怕分娩不顺利、害怕自己承受不了分娩剧烈的疼痛、害怕孩子出生后有缺陷、害怕生个女孩家人不喜欢。总之，种种猜想和担忧搅得准妈妈无法入眠，寝食难安。其实大可不必那么紧张，只要讲究科学产养，做过四维彩超和唐氏筛查等产检项目的准妈妈不要太担心宝宝出生后会有缺陷。分娩则是属于自然现象，是动物的本能，调节好心态，做好产前的功课，生产时积极配合医生，同时要相信自己一定能行，一切就会更顺利的。

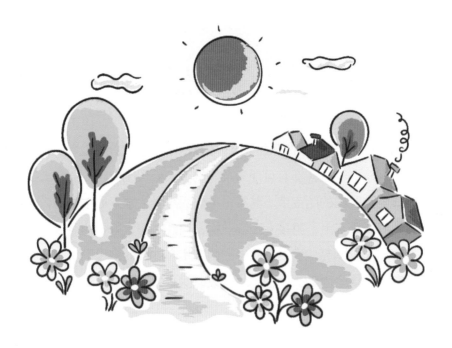

生产篇

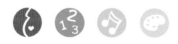

　　期待已久的时刻即将到来，怀胎十月，终于可以和宝宝见面了，兴奋之余，准爸准妈对于未知的生产过程难免有点恐惧和不安的情绪。临近预产期的准妈妈们除了操心待产包里该添置些什么之外，更是开始纠结到底要选择顺产还是剖宫产。本篇的内容可以帮助待产家庭更多地了解关于分娩的相关知识和小窍门，例如做些什么运动有利于顺产、如何预测胎宝宝是否及时入盆、临盆前有哪些征兆、分娩时怎样更好地配合医生等。

近年来，中国的剖宫产率高达百分之五十六左右，从国际上来讲几乎是比例最高的国家之一。所有剖宫产的产妇当中真正符合剖宫产指征的只占百分之三十七，而剩下的百分之十九是没有达到手术指征的，也就是说这百分之十九的产妇本来是可以尝试顺产，即阴道分娩的。据统计，造成这种情况的原因主要有以下几点：

1、害怕自己承受不了分娩时的阵痛

分娩时到底有多痛，经历过的人各有各的说法。首先，每个人对疼痛的耐受性不一样，其次，不排除某些人有夸大其词的嫌疑。尤其是一些影视作品，为了带给观众足够的视觉冲击，把生孩子描述得异常痛苦，大汗淋漓，要死不活。现实生活中不排除少数人有这种表现，但决不能认为这是普遍现象，每个人的情况都不尽相同，甚至有人只是感觉腹部有点胀痛孩子就生下来了。所以，尽管生孩子很疼，但并不是不能承受之痛，慌乱的心态可能会加剧痛感，因此，坚定信念、学会调整呼吸缓解疼痛是关键。

2、对于生辰八字的迷信

据业内一些朋友透露，为了孩子能如愿地在某个黄道吉日的某个时辰顺利诞生，有些准父母愿意为此一掷千金。如一些人认为男孩诞于午时，女孩诞于子时最吉利、命格最好。曾听闻一则笑话：一对富翁夫妻费尽心思为腹中孩子选了个好日子好时辰准备进行剖宫产手术。就在准备手术的当日，某农妇因为难产需要急救临时占用了产房，于是农妇的孩子顺利地在富翁夫妇选定的吉日吉时出生了。当然这只是个笑话，但也折射了一定的道理，父母爱孩子固然是好事，但盲目地相信迷信、钻牛角尖，到头来未免成为一场笑话。既然是"生辰八字"，人工干预绝非上策，倒不如让宝宝自己抉择。

即使二胎政策放开了，我国仍然有很大一部分孩子属于独生子女，再加上人口素质的提高，每个家庭对于生命的珍视已然胜过一切，人们的维权意识也在逐渐增强，院方和家长都害怕承担生产过程中出现的不利因素或风险。只要医生对产妇顺产的可能性产生哪怕一点点的疑虑，多数家庭就可能毫不犹豫地选择了剖宫产。加之部分准妈妈对自然生产的自信心不足，假设自己万一生不出来最后还是得挨上一刀，倒不如直接选择剖宫产，如此一来，便不需要忍受产前阵痛了。其实，无论是顺产还是剖宫产都存在着各种风险，整个产程可谓是瞬息万变，没有哪位医生能担保整个过程当中不出现任何问题。从医学专业的角度而言，每一类手术都有其相应的手术指征，也就是说只要不具备手术指征就无需进行手术。

• 剖宫产手术指征简介 •

①骨产道异常，即盆骨不适合胎儿通过；②软产道异常；③产力异常，即原发或继发性宫缩乏力、宫缩不协调或强直性子宫收缩，短时间内不能纠正，且出现胎儿宫内窘迫；④胎位异常；⑤有其他异常分娩史；⑥胎儿因素，多次死产或难产、前次剖宫产术后感染、阴道助产失败胎儿仍然存活、胎儿窘迫、胎儿珍贵、胎儿宫内生长受限、羊水过少、双胎胎头嵌顿、联体双胎、巨大儿、经积极努力无法阴道分娩的畸形儿、脐带脱垂胎儿仍存活者、脐带先露、脐带过短、多胎妊娠；⑦妊娠并发症；⑧内科合并症；⑨外科合并症，脑出血、腹部及会阴部损伤、骨盆骨折、胸廓畸形、膀胱肿瘤、有下泌尿道手术史等；⑩引产失败、阴道助产失败等。具体内容可查阅妇产科相关书籍。

首先让我们来了解，什么是顺产以及顺产相较于剖宫产有哪些好处。顺产即阴道分娩，是一个自然的生理过程，在整个生产的过程中胎儿经过了产道的挤压，呼吸道内的液体大部分被排出，有利于出生后开始建立呼吸循环。因此，顺产相较于剖宫产存在着以下优势：

1、相较于剖宫产，顺产疼痛持续时间短，产后行动自如

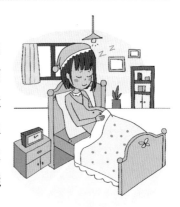

一般初产妇从开始阵痛到进入待产室，即宫口开全3横指，大概历时8小时，这段时间多数人的疼痛不会剧烈到难以忍受。宫口开全5横指后疼痛开始加剧，直到开全，一般历时大约2小时。也就是说，通过调整呼吸后仍然感觉特别疼的时间段通常在2小时左右。一旦孩子顺利产出，产妇的饮食、生活很快便能恢复如常，休息几个小时后就能下床走动，最多3天便可出院。而剖宫产手术后，产妇在最初3天里不得不躺在床上，术后6~8小时不能进食，所以疼痛持续时间相对较长。

2、相较于剖宫产，顺产的子宫及生殖道恢复情况更佳

顺产有利于产妇产后恶露的排泄引流，子宫恢复得也更快。剖宫产创伤大，手术切口较长，伤口愈合、拆线时间都较迟，因此增加了子宫内膜异位症的发生概率。

3、相较于剖宫产，顺产的风险更小

就剖宫产的手术过程而言，术中可能发生麻醉意外，从长远的角度来看，患者术后可能出现肠粘连等合并症，再次怀孕生产的风险也更大，有些瘢痕体质较严重的产妇，手术瘢痕可谓触目惊心。

◉ 4、相较于剖宫产，顺产的妈妈更容易下奶

分娩时腹部的阵痛使产妇脑垂体分泌一种叫缩宫素的激素，这种激素不但能促进产程的进展，还能促进母亲产后乳汁的分泌，由于顺产者身体功能恢复快，相较于身体恢复较慢的剖宫产者来说自然分娩者更容易早下奶。

◉ 5、相较于剖宫产，顺产的宝宝免疫力更强

宝宝在自然分娩的过程中，经过产道时，会随着吞咽动作吸收附着在妈妈产道的正常细菌，令宝宝很快就拥有了正常菌群（中国适龄女性产道有27种微生物），这对宝宝免疫系统的发育起着非常重要的作用。

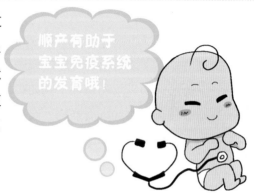

顺产有助于宝宝免疫系统的发育哦！

◉ 6、相较于剖宫产，顺产的宝宝患肺病的概率更低

自然分娩的过程中子宫有规律地收缩能使胎儿肺脏得到锻炼，肺泡一旦扩张，从而促进胎儿肺成熟，宝宝出生后很少发生肺透明膜病。同时，有规律的子宫收缩及经过产道时的挤压作用，可将胎儿呼吸道内的羊水和黏液排挤出来。新生儿并发症，如吸入性肺炎发生率可大大降低。

◉ 7、相较于剖宫产，顺产的费用更低

一般来说，自然分娩的费用大约是剖宫产费用的60%，所以从经济角度来看，显然顺产比剖宫产更划算。

总之，顺产作为人类从古至今繁衍最自然的一种方式，具有很多令人意想不到的优势。

剖宫产毕竟是一台手术，是手术就会有风险。手术风险所产生的问题也许出现在手术过程当中，也许是术后一段时间才显现出来。手术风险可能影响产妇，也可能影响胎儿。为什么说剖宫产的风险性比顺产更大呢？具体原因可以总结为以下方面：

① 有出现麻醉意外的可能

剖宫产手术需要进行局部麻醉或硬膜外阻滞麻醉，在麻醉的过程当中也许会出现无法预估的风险和意外，例如可能出现呕吐、高热、低血压的症状，严重的甚至导致休克造成生命危险。医生的技术经验、单位的设备条件、患者的身体情况、手术的复杂程度、麻醉药物的使用剂量，均与麻醉意外的可能性息息相关（曾有专业人士将麻醉的整个过程喻为航班驾驶，起飞阶段为麻醉诱导，平稳飞行阶段为麻醉维持，降落阶段为麻醉苏醒，起飞与降落的过程永远是最危险的）。

② 有术中出血的可能，同时也增加了产后出血的概率

剖宫产手术会在腹部做一个切口，共切开7层组织，每层都有血管分布，因此，剖宫产手术发生出血量的平均水平大概是顺产的1倍。大量出血可能导致产后身体恢复欠佳，如果术中大出血，则可能出现失血性休克，这对产妇的循环系统和神经系统都会造成莫大的伤害，严重者甚至难以恢复。同时，据统计，剖宫产产后出血的概率相较于顺产也会更高。剖宫产后再怀孕，可能会面临子宫下段瘢痕裂开的风险，前置胎盘、胎盘植入等的风险也会增加，进而增加产后出血的可能性（产后出血是指胎儿娩出后24小时内阴道流血量超过500毫升）。产后出血为产科常见的严重并发症，同时也是产科危症之一，宫缩乏力导是致产后出血的主要原因。产后出血临床表现为产道出血急而量多或持续小量出血，重者可发生休克。同时可伴有头晕乏力、嗜睡、食欲不振、腹泻、浮肿、乳汁不通、脱发、畏寒等。

羊水栓塞发生率很低，但却凶险异常。通常羊水栓塞的死亡率可达70%~80%，剖宫产发生羊水栓塞的比例是阴道分娩的2~3倍（羊水栓塞是指在分娩过程中羊水突然进入母体血液循环引起急性肺栓塞、过敏性休克，弥散性血管内凝血，肾衰竭或猝死的、严重的分娩期并发症）。羊水栓塞的发病率为4~6人/10万产妇，羊水栓塞之所以凶险是因为羊水中的有形物质即胎儿毳毛、角化上皮、胎脂、胎粪和促凝物质等进入了母体的血液循环。

由于产妇的抵抗力低于常人，致病菌更容易通过腹部切口侵入身体而导致伤口感染久不愈合。伤口感染后可能引起腹膜炎、寒战、高热、脉搏增快、腹痛加剧、腹胀等症状。继而使产后恢复时间延长，影响产妇的正常生活及活动，严重者可能危及生命。

瘢痕妊娠，是指有过剖宫产史的女性再次妊娠时孕囊着床在子宫原手术瘢痕处，常常会导致阴道大量流血以及晚期的子宫破裂，其凶险程度不亚于宫外孕，是产科医生最头痛的问题之一。瘢痕妊娠属于异位妊娠的一种，简单来讲就是指胎儿着床于不该着床的手术瘢痕处。医学上瘢痕妊娠是一个大问题，瘢痕妊娠患者宫内早孕不易诊断，一些医疗条件不佳的基层医院可能盲目地为产妇进行人流或药流，这种情况下，往往会出现绒毛或胎盘无法完全剥离、血管不能闭合的现象，进而发生大出血。现在医学上的剖宫产手术大多数采取的是子宫下段（子宫下半部）横切口，而正常情况下胎儿着床的位置应该是子宫底（子宫的上半部），这个部位子宫的组织是正常的，一般不会有问题。但如果产妇在接受第一次剖宫产时由于胎位的问题，采取的是"古典式"剖宫产（切口是纵向的，跨过整个子宫），那么发生瘢痕妊娠的机会就会相对高一些。

憩室是指肠隙样脏器的黏膜向壁层外突起的局限性扩张或囊样突出。子宫憩室又分为先天性和后天性，先天性与胚胎发育异常有关，后天性憩室也称假憩室。近年来随着剖宫产率的增加，后天性憩室逐渐增多（即在原来剖宫产手术的地方出现憩室。发病原因可能是因为伤口愈合不好，也可能是因为手术缝合等问题导致的），憩室临床症状通常表现为子宫不规则出血或经期延长。

子宫瘢痕憩室举例

为了便于理解，我们举例说明部分经历过剖宫产的女性可能出现了这样的症状，经期莫名地延长，且淋漓不尽。好不容易干净了，却又到了下个周期月经来潮的时候。因此，需要长时间使用护垫和卫生巾，于是问题接踵而至，由于长时间使用护垫和卫生巾，会阴部透气性差又引发了阴道炎。一位临床经验丰富的医生作了一个生动形象的比喻："大家可以想象一下，如果把子宫内膜当作土地，憩室就是一个坑。下雨的时候雨水无法顺着地表流走，积聚在坑中，不时地漫出一点儿，这就是患者经期长的原因，长时间的脏水慢慢流出，喜欢潮湿的细菌大量繁殖，阴道炎随之而来。如果走过一只大象，'轰隆'一脚震动大地，坑里的水哗一下流出来，这就是为何性生活的时候可能突然冒出一股暗红色的血液。由于经血长时间积聚在憩室中，颜色变得又深又暗，因此患者可以看到从阴道出来的血液并非鲜红色。"有的患者可能会天真地想："既然这么讨厌啊，我不如再怀一个，再做一次剖宫产，让医生好好缝缝原来的伤口，岂不两全其美？"原则上子宫瘢痕憩室的患者在治疗痊愈之前是不能怀孕的。人体的构造非常精妙，大到器官，小到细胞，长什么样有什么功能都有它的道理。子宫肌层在怀孕早期有2~2.5厘米厚，随着子宫的增大，到了孕晚期就只有1~1.5厘米厚。那么位于子宫憩室处的肌层呢？说出来你可能会吓一跳，只有数个毫米！薄薄的一层，根本无法承受分娩时宫缩的压力，可能生着孩子子宫就破了，甚至可能撑不到分娩期，这么一来，不仅仅孩子性命不保，母亲也会发生大出血危及生命。

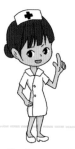

其一，剖宫产手术以后，某些患者可能会由于切口的愈合不良，月经老是不干净，虽然问题看似很小，却严重影响正常生活。

其二，剖宫产手术可能还会造成子宫内膜异位症，正常情况下，子宫内膜覆盖于子宫体腔面，手术过程中如果不慎让内膜黏附到了切口上，异位的内膜在组织学上不但有内膜的腺体，且有内膜间质围绕。因此被子宫内膜异位种植了的病灶便会伴随雌激素、孕激素水平的变化而变化，即随月经周期而变化，简单来说就是能产生少量"月经"从而引起种种临床症状。还有少数患者会发生腹部切口内异位症，例如，平时月经周期伴随腹痛、腹胀的患者，切口处可能也会同时感到胀痛难受。

其三，剖宫产手术既然有切口，自然就有瘢痕，有瘢痕就有发生瘢痕增生的可能（是由纤维结缔组织过度增生引起的）。瘢痕疙瘩隆起表皮呈瘤状增生，表面光滑，颜色红润而发亮，常发现有扩张的毛细血管。皮肤损害自边缘向外伸出，呈"蟹脚形"变。皮肤损伤大小不一，质硬，如软骨样，自觉症状多感到奇痒难受或有疼痛、灼热感。如果出现以上三种情况之一，患者通常需接受手术治疗。

⑧ 宝宝有出现并发症的可能

剖宫产是一个非自然的途径，由于胎儿没有经过产道的挤压，出生后有出现近期或远期并发症可能。就近期来讲，可能表现为呼吸系统疾病概率的增加；远期来讲，可能在动作协调方面的发展比自然分娩的孩子相对差一些。

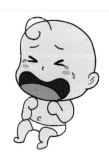

顺产还是剖宫产通常是准妈妈最关心的问题之一。然而，生产过程中随时都存在着变数，随着产程慢慢地推进，医生可能随时根据产妇的情况改变治疗方案。

从长远来看，顺产的好处无可取代，若能符合以下条件便可证明产妇顺产的可能性很大，请一定做好顺产前的心理准备：

1 B超显示胎儿体重适当，双顶径小于孕妈妈骨盆宽度

当胎儿足月时应采用B超测量孩子的体重、双顶径，与此同时测量母亲的真骨盆宽度（真骨盆宽度通常比假骨盆宽度更能说明问题）。胎儿的体重最好在4000克以下，3500克左右比较合适。胎儿的双顶径如果在9厘米左右是最合适的，通过妈妈的骨盆一般没有什么问题。因为正常情况下孕妈妈骨盆中最窄的一条径线宽度一般约为11厘米。

2 胎儿胎位正常

B超显示胎位正常便是为顺产打下了最良好的基础。通常正常胎位多为枕前位，如果妊娠30周后经产前检查，发现胎儿为臀位、横位、枕后位、颜面位等则属于胎位不正，分娩时可造成难产。如果孕妈妈在孕早期发现异常胎位，应及时就医，在医生的指导下予以矫正，只要能在孕30周之前矫正即可。

3 B超显示脐带长度正常且无严重脐带绕颈

一般来说，正常的脐带长度在30~70厘米之间。脐带短于30厘米称为脐带过短，脐带过短的情况一般在分娩前常无临床征象，但分娩时可能造成胎心率异常、第二产程延长等症状。长度超过70厘米称为脐带过长，当脐带过长、胎儿过小、羊水过多及胎动过频时易发生脐带绕颈。但脐带绕颈并不是剖宫产的绝对指征。因为脐带绕颈的发生率很高，是否试产要视情况而定。

随着孕周的增加，胎盘也会出现由新到老的变化，称之为胎盘成熟度。胎盘成熟度共分为3级：1级，标志胎盘基本成熟；2级，标志胎盘已经成熟；3级，标志胎盘已老化。由于第3级成熟度的胎盘会有钙化和纤维素沉着的现象，使胎盘输送氧气和营养物质的能力降低，随时可能危及胎儿的生命。正常情况下孕38周后胎盘才会达到2级，标志着胎盘成熟。但如果产妇在孕37周之前就发现胎盘已进入3级，同时B超测量估算若胎儿体重可能在2500克，应警惕胎盘早熟，问题严重者可能需选择提前剖宫产。事实上，一些顺产的孕妈妈直到胎儿出生时胎盘成熟度还是2级。

胎盘成熟度共分为3级　　　1级　　　2级　　　3级

胎儿入盆是指胎头的双顶径达到产妇的盆腔入口以下，称为胎儿入盆。

这种情况表明胎头与骨盆相称，即有阴道分娩的可能，而且已经完成了分娩流程的第一步。一般来说，入盆后胎位就不会再变化，为顺利分娩打了个好基础。到怀孕晚期，孕妇往往感觉到腹部发紧或偶有腹痛，这是正常现象，是将胎头向下赶的力量，就是这股力量令胎头逐渐下降直至入盆。第一次生育，胎头入盆一般在36周左右，占初产妇的80%～90%，但也有10%的初产妇要等到临产后才进入骨盆。而经产妇往往都要到临产前后才入盆。当胎儿入盆时，不少孕妇常会感到腹部阵阵发紧和坠痛感，于是，一家兴师动众地赶往医院。其实，这种情况并不是真正的临产征兆，主要区别在于宫缩时间短（常不足半分钟），同时宫缩并不规律，力量也比较弱。因此，常被人们称为"假临产"。一些经验丰富的医生或是老人从孕妈妈的外形也能大概分辨出胎儿是否入盆，主要是因为胎儿入盆后孕妈妈之前挺拔的肚子会慢慢下降，看起来很像柚子的形状。

十八、多爬楼生得快对吗

民间有种说法，多爬楼生得快。很多孕妈妈非常关心这个问题，到底这种说法是否正确，让咱们来具体分析一下：

首先，可以肯定的是孕妇需要适当的运动，许多孕妈妈在怀孕后越来越"懒"，特别是孕末期，挺着个大肚子活动起来着实有些不方便，有的孕妈妈因为孕期发胖再加上肚子里的羊水多，胎儿又较大，到了孕末期，连上个小坡都很困难，甚至需要有人从后面推着才能顺利上去。再加上孕期的种种不适，如腰酸背痛、下肢水肿等，更让孕妈妈们一想到运动就犯愁。

孕期接受低强度的锻炼，如散步、孕期瑜伽等是有好处的：

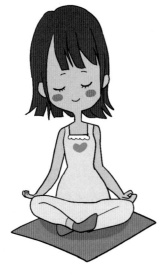

第一，能促进孕妈妈体内肾上腺素的分泌，帮助孕妈妈放松心情。

第二，能增强孕妈妈的体质帮助肌肉保持张力，有利于自然分娩和产后恢复。

第三，能一定程度地缓解孕期带来的身体上的不适。

第四，能提高对胎宝宝的供氧量，运动时平顺的晃动，会对胎宝宝起到按摩的作用，令胎宝宝感觉舒适。同时，也不得不提醒孕妈妈们，孕期切忌超负荷运动，而应根据每个人的自身情况来选择运动的方式以及强度，否则可能物极必反，会对孕妈妈和胎宝宝的健康造成负面影响。

孕妇爬楼存在一定的风险性

常常有人对已过预产期却还没有动静的准妈妈说："去爬楼梯吧，肯定生得快！"的确，一定程度上来讲爬楼梯可以锻炼大腿和臀部的肌肉群，并帮助胎儿入盆，使第一产程尽快到来。但同时也存在着一定的风险：

首先，孕妈妈在没有专业人士指导的情况下很难把握运动程度，记得身边有几个案例：一位年轻的孕妈妈在怀孕7个多月时为了能顺产而选择爬楼梯来进行锻炼，当她一口气爬上7层楼之后，突然出现羊水早破的症状，结果不但没能顺产反而导致了早产（如果在子宫没有出现规律性收缩以及阴道见红的情况下就发生了羊膜破裂，也就是说胎膜在临产前破裂了，这种情况被称为羊水早破）。

其次，孕妈妈爬楼梯若目标性太强，很容易运动过度导致供氧不足。例如，某孕妈妈的胎宝宝迟迟没有入盆，由于是第一胎临近预产期还没有入盆，可能预示着无法顺产，于是她规定自己每天定时定量地爬楼梯。一天她运动完之后感觉不舒服，继而由家人送往医院，医生诊断胎儿有缺氧的症状，于是赶紧给氧。她每每和我们提起此事便疑惑不解，为什么之前都没事，那天就突然缺氧了呢！事实上她忽略了一点，就是每个人每天的状态都不尽相同。每天定时定量且较为剧烈的运动可能导致孕妇自身供氧不足，这种情况将直接影响到胎宝宝的氧供应。

另外，孕妈妈单独一人爬楼梯锻炼是潜伏着危险的。孕末期时，孕妈妈的肚子很大，可能会遮挡脚下的视线，这种情况下爬楼极易摔倒，如果再从楼梯上滚下来那后果简直不堪设想。

因此，建议准妈妈们，在没有专业人员指导的前提下不要自己选择爬楼梯这种运动方式。你可以选择一些别的运动方式，例如：

散步

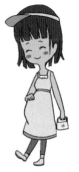

散步可以帮助胎儿下降入盆，松弛骨盆韧带，为分娩做准备。散步时妈妈最好边走动，边按摩，边和宝宝交谈。散步可分早晚两次安排，每次30分钟左右，也可早中晚3次，每次20分钟。散步最好选择环境清幽的地方，四周不要有污染物，不要在公路边散步。

手扶桌沿，双脚平稳站立，慢慢弯曲膝盖，骨盆下移，两腿膝盖自然分开直到完全曲屈。接着，慢慢站起，用脚力往上蹬，直到双腿及骨盆皆竖立为止，早晚各做8~10次。

手扶椅背，右腿固定，左腿划圈，做毕还原，换腿继续做，早晚各做5~6次。

手扶椅背，缓缓吸气，同时手臂用力，脚尖踮起，腰部挺直，使下腹部紧靠椅背，然后慢慢呼气，手臂放松，脚还原，早晚各做5～6次。

双手双膝着地，吸气弓背，吐气，同时抬头，上半身尽量往上抬，反复10次。

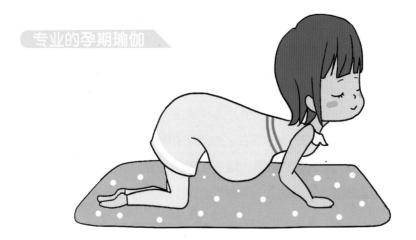

　　民间有一种对于早产儿的传闻，即"七活八不活"，具体可以解释为：孕7个月的早产儿存活率要比孕8个月出生的宝宝高出很多。在某种程度上来讲，这也是老人们口口相传的经验之谈。这种说法是否有科学依据呢？从现代医学的角度来分析，这种说法存在着一定的道理。宝宝的发育从受精卵结合开始，随着时间的推移，胚胎逐渐发育成熟。从单细胞分裂成多细胞，两个月时初具人形。之后，各组织器官会进一步发育，功能也随之慢慢健全。直到怀孕7个月时，胎儿的心肺等脏器基本具备了呼吸功能，这是新生儿能否存活的必要条件。因此，怀孕7个月以前出生的新生儿不易存活，而怀孕7个月以后的胎儿，由于其肺脏已基本发育健全，其他器官也基本成熟，已经具备了生存的基本能力，在一定的医疗条件下成活率比较高。说到这里一定会有人纳闷，怀孕7个月的胎儿所具备的条件8个月的胎儿同样具备，甚至可以认为孕8个月的胎儿更成熟。那为什么会说"七活八不活"呢？其实，问题的关键在于造成胎儿早产的原因，如果是母体在怀孕期间出现问题导致无法继续为胎儿提供好的胎内成长环境，则一般会选择尽早分娩以保证胎儿生存，怀胎7月也正好可以分娩了。而如果是胎儿本身出现问题，便不存在尽早分娩的选择问题。在孕8个月分娩的早产儿大多是胎儿自身出现问题无法继续生长发育，因此统计数据上显示，孕8个月分娩的胎儿存活概率要低于孕7个月出生的胎儿。之所以解释这个传闻，主要是为了让准妈妈们多了解一些相关知识，听信传闻、只知其一不知其二，否则容易造成不必要的恐慌。

二十、如何准备待产包

孕妈妈最好在孕36周之前将自己的待产包准备妥当（待产包是指产妇为生产住院而准备的各类物品的总称，其中包括妈妈用品、宝宝用品、入院重要物品）。事实上，在孕7个月左右准备待产包是最好的，因为此时的孕妈妈精力充沛，可以适当逛街购物，选择网购或海外代购也留有充裕的等待时间。待产包里的用品可以大致分为三类：入院证件及必备品、妈咪用品、宝宝用品。

❶ 入院证件及必备品

身份证、准生证、户口本、生育保险相关单据、产检纪录本、这些都是孕妈妈进产房时医院要查看的，一定记得带好。有医保卡的孕妈妈要记得带好医保卡，除此之外银行卡和现金也都要带上。孕妈妈别忘了随身带手机和充电器，除了联系家人之外手机还可以代替秒表用来观察阵痛、宫缩的间隔时间，等宝宝出生还可以为宝宝拍照留念，纪录下珍贵一刻（允许家人陪产的话最好能带上摄像机）。

❷ 妈咪用品

产妇卫生巾（因为产后易感染，最好选用产妇卫生巾，因为这一类卫生巾消毒更严格）、内裤要多准备几条替换（产后恶露容易弄脏内裤，也可购买一次性内裤备用）、三条毛巾（洗脸、抹澡、洗屁屁用，也可准备产妇用湿巾护理外阴，若是在冬季可以连包装一起放置在温水中加热后再使用）、软毛牙刷、几套内衣裤（生完孩子后的前几日产妇会大量出汗排出体内多余水分，要勤换贴身衣裤）、哺乳文胸和哺乳内衣几套、防溢乳垫（备一小包吧！或许在医院不一定用得上）、卫生纸、带吸管的杯子或吸管（产后不方便起身时，非常实用）、可加热的饭盒（医院有微波炉，随时可以加热食物）、筷子、勺子、吸奶器（刚生完孩子的头两天通常需要吸奶器帮助开奶）、速食品用来补充能量（生产前没能量了可喂孕妈妈巧克力、蛋糕、燕窝等食品）、几瓶矿泉水应急、产妇帽（医院的产后病房一般会将暖气温度开得很高没必要戴，出院时用得上）、出院时穿的外套（根据当时的气温决定厚度，月子期间千万别着凉）。

妈咪用品　　　　　　宝宝用品

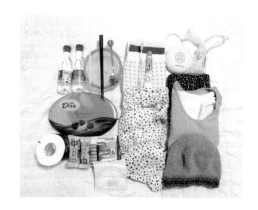

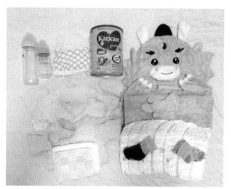

❸ 宝宝用品

　　新生儿和尚服以及宝宝外衣裤两至三套（一般住院期间医院也会提供，但都是均码偏大的，如不合适可以穿自己准备的，也可等出院时再换上自己准备的，但一定要事先洗净晒好，最好能先消毒备用），宝宝帽子和袜子（夏天可以不用袜子，尽量不戴帽子）、包被、宝宝湿巾（建议家人辛苦点用清水帮宝宝清洁屁屁，这样更安全舒适）、宝宝毛巾两条（一条洗脸，一条洗屁屁）、宝宝浴巾（有的医院或VIP病房会提供，可事先打听好）、洗屁屁盆、纸尿裤（建议用"好奇"或"花王"品牌的），奶瓶和奶瓶刷（奶瓶可以准备两个，一个喝奶，一个喝水，如果母乳够了宝宝就不需要喝水了）、一段奶粉（万一母乳不能及时到位时可以喂一段配方奶）。

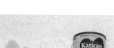

准妈妈们要特别留意,如果预产期前后见红,预示24~48小时内即将临产,这一现象称之为先兆临产(见红是由于子宫收缩,胎头开始下坠入盆,胎膜和子宫壁逐渐分离摩擦而引起的血管破裂出血)。有的孕妈妈也可能不会见红,接近临产时直接开始阵痛(阵痛,即临产前的宫缩,这是临产的一个重要特征,也就是有规律的子宫收缩。宫缩时会引起轻微的疼痛,一会儿就过去了,渐渐地疼痛有所加强,间隔时间缩短,疼痛时间延长。直到宫缩像浪潮一样涌来,阵阵疼痛向下腹扩散,同时可伴有腰酸、下腹排便感等)。当阵痛来临时孕妈妈千万不要紧张,如果你的宝宝是第一胎就更不要慌乱,因为一般来说,第一胎的产程进展相对较慢,你有充足的时间准备入院,初产妇的第一产程需耗时11~12小时,经产妇为6~8小时。

产程

分娩的过程一般分为四个产程:

第一产程 是指从临产至宫口开全。第一产程又可分为两个阶段:潜伏期和活跃期。

潜伏期: 指宫颈管消失至宫口开大到3厘米。

活跃期: 指宫口开大3厘米至开全到10厘米,并且先露部进入真骨盆。

第二产程 是指从宫口开全到胎儿娩出。

第三产程 是指胎儿娩出至胎盘娩出。

第四产程 是指胎盘娩出至产后4小时。

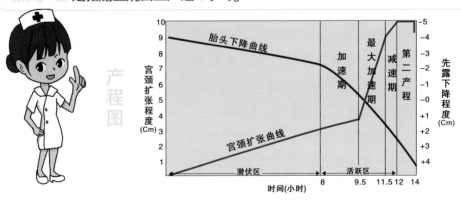

产程图

下面，为不同产程进展的孕妈妈该如何积极有效配合生产提点小建议：

1、第一产程的潜伏期阶段（即宫口开大到3厘米）

　　孕妈妈一旦出现轻微的产前阵痛，这时你的精力还很充沛，请马上冲个淋浴，因为在这之后你将会有一段时间不方便洗澡了。同时，在家人为你准备入院的过程中，孕妈妈可以自己掐秒表纪录下阵痛的间隔时间，也可以下载宫缩记录器（手机软件，可轻松便捷纪录宫缩）便于掌控好时间。开始是15～20分钟痛一次持续时间几十秒，慢慢地间隔时间会越来越短，每隔5～6分钟持续痛30秒以上，如果是经产妇，最迟阵痛时间间隔5～7分钟时就应马上联系入院。孕妈妈在这段时间里可以斜靠在床上用抱枕垫实腰部和颈部，这时的阵痛一般都是可以忍受的，一定要学会采用正确的呼吸方式来缓解疼痛（首先要保持放松，深深吸口气至腹部、再缓缓以口呼出，像吹灭蜡烛一样，呼气和吸气要与宫缩保持相同的节拍，只要你把注意力转移到呼吸上面，疼痛就会明显缓解）。孕妈妈最好能够利用阵痛的间隙睡个迷糊觉，保持体力对于产妇而言非常重要。

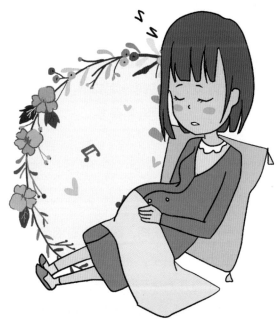

利用阵痛间隙睡个迷糊觉，保持体力很重要哦！

说说乙齐自己的经历：我是在见红后第二天晚上十一点左右腹痛开始发作的。因为妈妈是妇产科医生，临床经验丰富，她告诉我初产妇不要着急，以她的经验来看医院很难在半夜腾出病房，去医院折腾不如在家休息。因此，我们决定等到第二天一早医生查房完毕之后出发去医院，当晚我沐浴后便像往常一样上床去睡觉，肚子疼醒了就记录一下宫缩时间，同时调整呼吸缓解疼痛，期间竟然也睡着了好几趟，一家人都睡得呼呼的，为第二天的忙碌养足了精神。清晨六点左右，妈妈起床就在厨房做早餐，炖了半只鸡、煮了一大碗面、两个鸡蛋，她告诉我，分娩时要消耗大量能量，现在尽量多吃点儿。我忍着疼吃了一大碗鸡汤面和两个鸡蛋，早餐后拎着行李和待产包出发去了医院。到了医院一检查宫口开了五指，病房也没去，马上进产房待产，两小时后顺利娩出了6斤8两（3400克）的男宝宝，分娩过程中体力充沛，带在身上的巧克力也没派上用场。所以说，准妈妈们在第一产程的潜伏期阶段，除了记录宫缩以外，能吃就吃，能睡一定要睡，准妈妈如果能在这段时间养精蓄锐补充体力，分娩会顺利得多。

2、第一产程的活跃期（即宫口开大3厘米至开全到10厘米）

在第一产程的活跃期，医生会要求孕妈妈到产房隔壁的待产间去待产，特别提醒赶紧上厕所小解，避免生产过程中遭受插尿管的痛苦。进入待产间不久之后，你可能会开始感到腹痛难忍，此时更要调整呼吸缓解疼痛，这时的宫缩大概每隔2~3分钟一次，持续时间50秒左右。此时孕妈妈会不自觉地感到想用劲，有一种想向下屏气的冲动，但如果医生还没有要你使劲就千万别用劲，因为你宫口可能还没有开全。

3、第二产程（即宫口开全到胎儿娩出）

当准妈妈的宫口快要开全时，助产士会将产妇从待产间立刻转移到产床，关键时刻终于来临。第二产程的整个过程，初产妇一般需要1~2小时，经产妇较快，但视个体情况而定，也有长达1小时的。此时的宫缩会更加频繁，1~2分钟一次，每次持续时间可达1分钟。这时候由于胎头下降至盆底并压迫直肠，通常伴有排便感，同时会出现不自主地向下用力屏气的动作。这时，只要孕妈妈学会正确地屏气用力，便能增加腹压，使产程加快。这时，助产士会指导你两脚蹬在产床或腿架上，两手握住产床上的扶手，瞅准宫缩的那一刻，先足足吸一口气，然后屏气使腹肌和膈肌收缩，两手向上拉扶手，向下使劲如排便样，但用劲的位置稍前一点，宫缩后呼气并使全身放松。宫缩再次出现时，重复上述动作。当胎头着冠后，助产士会指导你在宫缩时张口哈气，这时就不要再使劲了，以免胎头娩出过快使会阴裂伤。此时，你可能面临会阴侧切的小手术，但不要担心疼痛的问题，因为侧切时医生会给你用上技巧，你基本感觉不到痛。在阵痛较严重的时候，甚至有的孕妈妈都不知道已经切开了。接下来宝宝会很配合地将头仰伸，胎头娩出后很快胎体也会相继娩出，同时你会感觉一股羊水跟着涌出。终于卸了"包袱"，此时你的身心会在一瞬间放松下来。

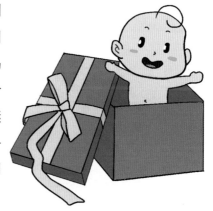

4、第三产程（即胎儿娩出至胎盘娩出）

第三产程一般需要十几分钟。这时孩子已经出生，但胎盘还在子宫内，没有娩出。虽然在第二产程结束时，产妇会有种突然轻松下来的感觉。但是过了几分钟，子宫又开始收缩，将胎盘从子宫壁上剥离下来，并排出体外。此时，助产士会检查你的胎盘和胎膜是否规整地排出，以排除胎盘、胎膜残留的情况。接下来的会阴缝合会有些痛感，但一般来说会阴侧切时的局部麻醉效力应该还在发挥作用，大概20分钟缝合完毕。

大概于2007年左右，一些学者开始提出第四产程这个概念，目的是为了加强对产后的观察，减少孕产妇死亡率，对于预防产后并发症的发生具有重要意义。

此时，产妇会和新生儿宝宝一同送入病房。此时的你或许会感觉腹内空空如释重负，尽管身体疲惫不堪，内心却充满了幸福和自豪感，看着初次见面的宝贝觉得陌生而又熟悉，怜爱之情油然而生，这种感觉非常奇妙。届时爸爸们可要注意了，兴奋之余别忘了照顾好妈妈和宝贝：协助产妇进食饮水、提醒及时排尿、尽早对新生儿进行早接触、早吸吮、密切关注产妇在第四产程即产后4小时内的身体状况（如发现异常赶紧与医生联系，因为多数并发症在此期间发生，需要严密观察）。

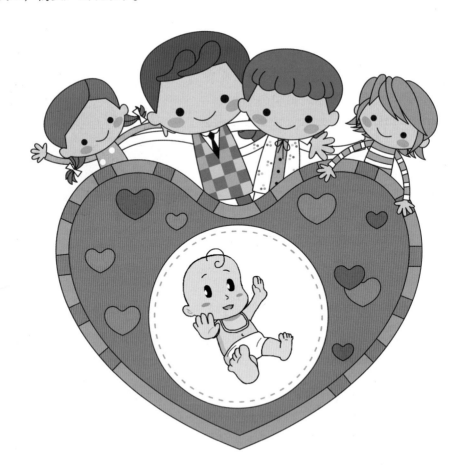

二十二、发生急产如何应对

孕妈妈也许偶尔会有这样的向往，如果宝宝能飞快地生出来就好了。愿望是美好的，但从医学角度出发，宝宝并不是生得越快越好。因为，一旦发生急产可是会威胁到宝宝和产妇的健康或生命的。

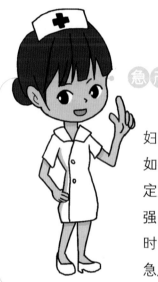

急产和急产发生的原因

通常完成整个分娩的过程（即前三个产程）初产妇需要16~18个小时，经产妇则需要6~10个小时。如果还不足3个小时就完成了整个分娩过程，便可以定义为急产。急产发生的原因大多是由于子宫收缩过强、过快而引起的。过去，急产多见于经产妇，现时，由于各种原因，如产前做过人工流产和引产等，急产也开始常见于初产妇。

急产对准妈妈可能造成的影响：

子宫收缩过强，胎儿通过产道过快，易导致准妈妈会阴、阴道或子宫颈撕裂，统称为软产道损伤。如果在特殊情况下站着生下了孩子，可能还会造成子宫翻出体外。急产还可使子宫纤维的缩复能力降低，使胎盘滞留在子宫内不能娩出，增加产后出血的可能性。此外，宝宝急不可待地快速降临，常常会使经验不足的基层医院、医生、农村接生人员手忙脚乱，由于来不及消毒而增加产褥感染的机会。

子宫连续不断地强烈收缩，会使胎盘的血液循环受到极大阻力，甚至会使供应子宫血液的髂动脉、腹主动脉受压而出现一时性阻断，胎盘的血液供应会因此减少，胎宝宝在子宫内缺氧，很容易造成窘迫，甚至窒息死亡。另外，胎宝宝的过快降生，还可能导致宝宝不能及时适应外界压力的突然变化，造成颅内血管破裂，出现颅内出血。有时也会因为准备不及时，致使宝宝滑落坠地，造成意外的骨折外伤。

急产来临时，家人一定要掌握一些正确的应急办法，避免孕妈妈和胎宝宝受到伤害。

1 为了避免胎头冲出产道过快，使产道和会阴严重撕裂伤，家人可以尝试一手拿小毛巾压住产妇会阴，另一手挡着胎儿，并稍微向上引导，让宝宝能够慢慢地挤出阴道口。

2 为即将娩出的胎宝宝做好防护工作，新生儿的身体表面会有胎脂和羊水，很可能一滑溜就出来了，分娩出时要避免其头部碰撞或滑落在地上。

3 断脐时要注意避免婴儿血液回流到母体，最简单的方法是将脐带对折，用橡皮筋或绳子绑紧，即可阻断血流，再拿家中用络合碘或酒精消毒过的不锈钢剪刀（千万别用铁的，上面的铁锈可能会导致宝宝患破伤风），绑紧脐带两端后将其剪断，并用络合碘或酒精将断端消毒。

④ 分娩后几分钟通常会有一股血液流出，接着胎盘自动娩出并伴随强烈宫缩，此时产妇可自行按摩腹部，将子宫推到肚脐以下，这样可以有效止血。

⑤ 用温水沾湿毛巾把新生儿脸上的血水清擦干净，然后抓住他的两脚倒提过来，轻拍脚底或按摩背脊，有助于排出口鼻内的羊水，保持宝宝呼吸顺畅，刺激他哭出声音。

⑥ 注意为新生儿保温，胎儿一离开母体，立刻要承受温度急剧下降的变化，清洁擦干后尽快用大毛巾覆盖并以右侧抱在怀中保温。

⑦ 联系医院，确保产后母子平安。

特别提醒
急产来临，应尽快联系医院，确保母子平安！

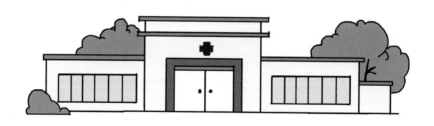

二十三 会阴侧切术会影响女性的健康吗

前不久网络盛传一则谣言，内容为：会阴侧切术是对女性的一种迫害。由此，导致很多还未生育的女性朋友非常恐慌，甚至还有朋友专程找我们探讨这类问题，因此，我想大家很有必要对这方面知识进行详细的了解。

1 概念

会阴侧切术是为了胎儿顺利出生和保护母体的一种手术，即在会阴部做一斜形切口。侧切可以防止产妇会阴撕裂、保护盆底肌肉。从手术到缝合耗时大概20分钟。根据伤口的深浅及医生操作的不同，时间上会有一些差别。

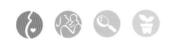

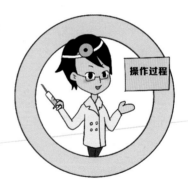

操作过程

2 操作过程

医生在看到胎头快露出阴道口时，就会在第一时间判断宝宝大不大，会不会造成会阴严重撕裂，然后再决定要不要施行会阴切开术。如果医生判断需要手术，则会采用双侧阴部神经阻滞麻醉。当宫缩时，左手中指、示指深入阴道内撑起左侧阴道壁，用会阴侧切剪自会阴后联合中线向左侧45°角方向剪开会阴。但如会阴高度膨隆时，剪开角度为60°~70°角以免损伤直肠。切口一般为4~5厘米，切开后应用纱布压迫止血，必要时钳夹结扎止血。胎儿生出后，即可进行修补手术，医生会按照解剖层次逐层缝合，缝合时间大概需要20分钟。

3 术后恢复

手术缝合一般采用的是合成吸收性缝合线，即能"溶解"的线（经过一段时间手术线会被身体吸收且无害）。侧切口短时间内可能会导致不适感，一段时间后不适感会消失。但也会有少数人对手术缝合线产生排异反应，术后十几天左右若自己感觉伤口有异物感可请家人帮助查看是否还有线头残留未吸收。手术缝合线不能完全吸收者可到医院请医生检查，并清除线头。术后恢复情况根据个人的不同而有差异，如果切口较大的会伤到里面的肌肉组织，因此疼痛会持续时间长一些。如果1个月后还感觉到疼痛，就要及时找医生检查，看是否有细菌感染等问题。侧切刀口虽然不大，但因其位置特殊，前近尿道，后近肛门，再加上产后大量恶露排出，因此伤口非常容易造成感染。而内层的手术缝合线如果不吸收，也会容易携带细菌，引起伤口不愈合或感染。临床上不乏侧切刀口反复化脓的患者。所以侧切术后一个星期之内，伤口的细心护理、预防感染是非常重要的。

第一胎侧切率
欧美 50%
我国 95%

4 国内外情况对比

会阴侧切术对妈妈和新生儿是否有害等问题都是经过全国乃至世界范围内的调查、分析作出正确的结论后才实施的。我国和欧美国家女性的骨盆是不同的。我国妇女分娩第一胎时的侧切术率是95%左右，而欧美国家只有50%。为了降低侧切术率，日本现正在实施一个计划，要求孕妇在怀孕晚期不要吃得太多，把胎儿的体重控制在3000克左右，以便顺产，即便这样，他们的侧切术率也有70%~80%。侧切手术指征的掌握是较宽的，我国一胎顺产侧切比例确实偏高，除了生理方面的原因之外还有一个重要原因就是医疗事故举证责任倒置制度（即由被告方承担举证责任的制度），即如果因未实行侧切术导致顺产产妇会阴撕裂，产妇提起诉讼时院方将因未施行侧切术而承担所有责任与赔偿。

综上所述不难分析，会阴侧切术不仅不是对女性的一种迫害，反而是一种保护手段。但侧切手术的原则毕竟是能避免则尽量避免。在我国想要降低侧切术率，除了产妇本人能予以配合控制好胎儿的体重之外，医护人员的担当也很重要。如果接受了侧切术也不要有心理负担，这只是一台小手术，只要术后护理得当，对身体的健康和今后的生活不会造成任何影响。

二十四、产后痔疮频发怎么办

随着妊娠月份的进展，孕妇增大的子宫使腹腔压力增加，影响直肠静脉血液回流，如果再加上挑食，纤维素类食物进食过少，肠蠕动减慢将导致便秘，于是直肠静脉曲张逐渐形成痔疮。如果阴道分娩于第二产程时使用腹压助排胎儿，孕期原有的痔疮会加重，甚至形成外痔血栓，造成产后肛门坠痛、肿胀，不敢排便或排便困难。不过这种症状只是暂时现象，随着胎儿的排出，腹腔压力的减小，直肠静脉回流受阻现象会随之缓解，痔疮症状也会有所减轻或恢复。产后痔疮较严重的妈妈不在少数，为了减少痔疮给产后的妈妈们带来不便，请大家一定要注意了：不要大量进食辣椒，否则痔疮会更加严重。多进食纤维素类食物，如芹菜、茭白、南瓜、苦瓜、红豆、五谷杂粮（如燕麦、糙米、大豆等作物）、香菇、银耳、木耳、紫菜，等等。防止痔疮频发最简单有效的方法是每日便后用清水清洁肛门，因为便后痔疮周围积存的大量细菌会导致痔疮溃烂，而这种方法可适用于所有的痔疮患者，效果明显且无不良反应，其关键是要能够坚持（好几位患有痔疮的朋友坚持采用了这种方法一两个月后反馈，结果显示：这种方法尽管不能使原有的痔疮完全消失，但也基本不会再出现疼痛和出血等症状）。

由于前几年我国剖宫产率一直居高不下，二胎政策放开之后，剖宫产手术者再次怀孕出现危险的概率也在增加。因此，曾接受过剖宫产手术的妈妈们，如果打算再生二胎，请注意以下几点：

1、剖宫产后再生育需待两年以后

因为剖宫产后，子宫壁的刀口在短期内不能恢复到最佳状态，手术刀口处为结缔组织，缺乏弹力。过早再孕，新鲜的瘢痕在妊娠末期或分娩过程中很容易胀破，造成腹腔大出血，甚至威胁生命。因此，再次妊娠最好是在手术两年以后较为安全。

2、备孕期和妊娠早期都要做好相关检查

剖宫产手术后打算再次怀孕的妈妈们在备孕期间一定要先排除原剖宫产手术是否造成子宫瘢痕憩室（术后月经淋漓不尽者应考虑子宫瘢痕憩室），一般B超可见。一旦确诊为子宫瘢痕憩室者，必须等治愈后再怀孕，否则再孕后有子宫破裂的危险。至于妊娠早期的再孕妈妈则要在孕50天左右进行一次B超检查，排除瘢痕妊娠的可能（进行B超检查时注意提醒医生排除瘢痕妊娠的可能，此类情况不重视很容易被误诊），一旦确诊为瘢痕妊娠应立即终止妊娠，否则孕早期就可能造成子宫破裂。

3、妊娠晚期要防止腹部受到挤压

剖宫产手术两年后，尽管子宫壁的瘢痕已基本恢复可以再次怀孕，但为了最大程度预防瘢痕处裂开，孕妇需避免腹部受到挤压。孕妈妈在妊晚期的日常生活中，如乘车、走路等要避开拥挤的人群，家务劳动要适当，不要长途出行，睡觉尽量采取左侧卧位，避免腹部受压。

瘢痕子宫到妊娠晚期有的会出现自发性破裂，腹痛是主要表现。由于子宫瘢痕愈合不良，随着妊娠月份的增加，宫内压力渐渐增大，虽无任何诱因，子宫也可能从其瘢痕处破裂。子宫破裂时可出现轻重不等的腹痛，有时腹痛虽轻，但子宫已经破裂。因此，必须提高警惕。

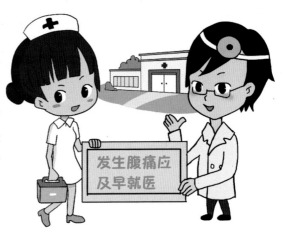

5、关注胎动是否异常

剖宫产后再孕，带有伤痕的子宫如果发生轻微的破裂或出现胎盘异常，均会导致胎儿死亡。因此，剖宫产后再孕的妈妈们一定要警惕异常的胎动，以便及时采取措施。

6、再次分娩采用剖宫产的方式更安全

第一次剖宫产术后再孕的妈妈们，第二次分娩有80%还需再次选择剖宫产，这样比自然分娩更有安全保障。

7、剖宫产术不能超过两次

为了妈妈们的安全与健康，剖宫产手术分娩一般只能做两次。因此，妈妈们在第二次剖宫产术后应采取好避孕措施。妈妈们也可选择在第二次剖宫产手术的同时做输卵管结扎，以达到绝育的目的。

育婴篇

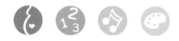

　　很多人在晋升父母之后都不由地发出同样的感慨：原以为生孩子是一件很不容易的事，可是直到孩子出生后才恍然大悟，原来养育孩子更不简单。小到衣食住行，大到疾病、教育等，简直是生命不息操心不止啊！的确，优质育婴是宝宝成长过程的一个良好开端。因此，第三章育婴篇也是本书的重点章节。

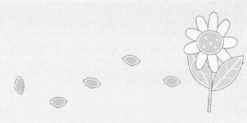

二十六、怎样护理好新生儿的脐带

宝宝出生后脐带的护理很重要，正常情况下，脐带在出生后3~7天脱落。在这期间，宝宝的脐部很容易成为细菌繁殖的温床。由于脐带脱落前，脐带结扎处还留有脐血管断口，如果脐部感染，细菌及其毒素进入脐血管的断口处并进入血液循环，就会引起菌血症。新生儿免疫功能低下，菌血症很容易就发展为败血症甚至脓毒血症。在我国农村某些地区，一些老人还是习惯用一些陈旧的方法处理脐带，如用艾叶烧成灰敷在新生儿的脐带上面。这样会增加感染的几率，因此，正确的脐带断端护理是很重要的，一定要注意以下几点：

1 每天用碘酊或酒精清洁肚脐

刚出生的小宝宝，脐窝里经常有分泌物，分泌物干燥后，会使脐窝和脐带的根部发生粘连，不容易清洁，脐窝里可能会出现脓液。所以，要彻底清洁小脐窝。方法是：每天用棉签蘸上碘酊或75% 乙醇(酒精)，一只手轻轻提起脐带的结扎线，另一只手用酒精棉签仔细在脐窝和脐带根部细细擦拭，使脐带不再与脐窝粘连。随后，再用新的酒精棉签从脐窝中心向外转圈擦拭。清洁后别忘记把提过的结扎线也消消毒。脐带脱落后，接下来一周的时间，仍然要坚持每日消毒清洁。

2 保持小肚脐的干爽

宝宝的脐带脱落前或刚脱落脐窝还没干燥时，一定要保证脐带和脐窝的干燥，因为即将脱落的脐带是一种坏死组织，很容易感染上细菌。因此，脐带一旦被水或被尿液浸湿，要马上用消毒过的干棉球或干净柔软的纱布擦干，然后再用碘酊或酒精消毒。脐带脱落之前，不能让宝宝泡在浴盆里洗澡，除非有专业措施保证肚脐不沾水。

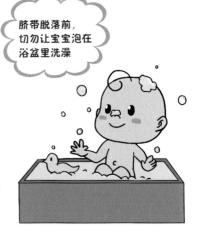

脐带脱落前，切勿让宝宝泡在浴盆里洗澡

3 如果脐带不脱落

一般情况下，宝宝的脐带会慢慢变黑、变硬，一两周左右脱落。如果宝宝的脐带2周后仍未脱落，要仔细观察脐带的情况，只要没有感染迹象，如没有红肿或化脓，没有大量液体从脐窝中渗出，就不用担心。用酒精为宝宝擦拭脐窝，使脐带残端保持干燥，可以加速脐带残端脱落和肚脐愈合。脐带残端一经脱落，肚脐就形成了。在脐带残端脱落的过程中，肚脐周围常常会出现轻微的发红，这是脱落过程中的正常现象，不用担心。

4 不要让纸尿裤或衣服摩擦脐带残端

脐带未脱或刚脱落时，要避免衣服和纸尿裤对宝宝脐部的刺激。可以将纸尿裤前方的上端往下翻折，以减少纸尿裤对脐带残端的摩擦。

5 正确处理脐带残端渗出的分泌物

愈合中的脐带残端经常会渗出清亮的或淡黄色黏稠的液体。这是愈合中的脐带残端渗出的液体，属于正常现象。脐带自然脱落后，脐窝会有些潮湿，并有少量米汤样液体渗出，这是由于脐带脱落的表面还没有完全长好，肉芽组织里的液体渗出所致，用碘酊或75% 乙醇(酒精)轻轻擦净即可。一般每天擦拭一两次，3天左右脐窝就会干燥。

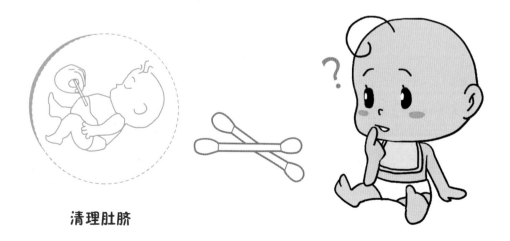

清理肚脐

二十七、为什么说母乳喂养是迎接新生命最好的礼物

母亲的乳汁是上帝为刚出生的婴儿量身定制的一号天然食品，它可以为出生后最初几个月的婴儿提供所需能量和营养素，也能满足6个月到1岁的宝宝所需的一半或更多营养需求，即便在宝宝将满2周岁的这一年中，母乳仍可为宝宝供应三分之一的营养需求。在过去的这几十年里，已经有越来越多的证据证明母乳喂养对健康有益，对此付诸于实践的建议也在持续增加。美国纽约的罗切斯特大学小儿科研究人员就表示，哺育母乳的早产儿比人工喂养的早产儿脑功能发育更快速，更成熟，对弥补早产儿先天不足具有良好作用。世界卫生组织认为，母乳喂养可以降低儿童的死亡率，它对健康带来的益处甚至可以延续到成人期。除此之外，母乳喂养对于宝宝而言还有很多的神奇功效，不得不令人佩服生物世界的"鬼斧神工"。下面我们来详细了解：

● 1、母乳中含有的营养成分最适合宝宝吸收消化，同时母乳能促进宝宝的大脑发育，这一点是其他食物无法取代的

①对于宝宝而言，母乳中所含的蛋白质、脂肪、糖三大营养素比例适当，最符合宝宝生长发育的需要，母乳中乳蛋白和酪蛋白的比例也最合适，保证了宝宝体内的氨基酸能完全代谢。②母乳矿物质含量低、缓冲力小，对宝宝的胃酸中和作用较弱。因此，母乳比其他乳制品更益于宝宝消化。③母乳肾溶质负荷低，有利于保护宝宝的肾功能。④母乳中不饱和脂肪酸含量较高，且易吸收，钙磷比例适宜，糖类以乳糖为主，有利于钙质吸收，且总渗透压不高，不易引起坏死性小肠炎和结肠炎。⑤母乳中铁质含量并不是特别高，但吸收利用率却非常高，因此，喝母乳的宝宝很少出现缺铁性贫血。⑥母乳中含有一种叫做"脂肪酶"的酵素，能帮助宝宝消化脂肪。⑦母乳还含有促进大脑发育的牛磺酸、促进组织发育的核苷酸和有利于眼部及脑部发育的DHA。

D
H
A

DHA俗称脑黄金，是一种对人体非常重要的不饱和脂肪酸，是神经系统细胞生长及维持的一种主要成分，是大脑和视网膜的重要构成成分，在人体大脑皮质中含量高达20%，在眼睛视网膜中所占比例最大，约占50%，因此，对婴儿智力和视力发育至关重要。

一直以来，为了让宝宝更聪明多数人都通过给宝宝或孕妇自己补充DHA。但是，宝宝大脑的发育不仅仅需要DHA，最重要的还是8大营养素的均衡摄入，即蛋白质、牛磺酸、脂肪酸、铁、锌、碘、硒、B族维生素。母乳中8大营养素的含量恰恰最适合宝宝。除了深海鱼油里富含DHA之外，天然乳品中就属母乳中含DHA成分最高（妈妈们在哺乳期可多吃鱼眼睛，如此补充DHA既环保又实惠。据研究表明，早产儿的大脑发育不健全，最好的解决办法就是给宝宝喝母乳）。母乳中的牛磺酸含量比牛奶中高出10倍。现在很多宝宝都在喝配方奶，而世界最顶级的配方奶，如爱他美等品牌多年来都在致力于研究如何让产品中的营养成分无限接近于母乳，可见母乳还是最适合宝宝的。那为什么宝宝不适合喝没有添加配方的鲜牛奶呢？因为，牛奶虽然营养，但对于人类宝宝而言却存在着系列问题，如由于钙磷比例不恰当，宝宝对于牛奶中的钙质吸收得不好易导致缺钙；牛奶中含盐量过高，宝宝易上火、便秘，同时还会增加肝肾负担。所以，除母乳之外，宝宝最好还是喝配方奶。

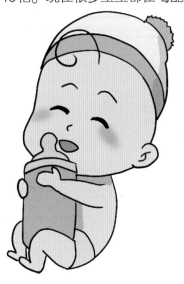

8 大营养素

蛋白质	脂肪酸	锌	硒
牛磺酸	铁	碘	B族维生素

　　母乳中含有大量的免疫成分，尤其是初乳。母乳中富含免疫球蛋白、乳铁蛋白、双歧因子、溶菌酶等免疫因子，可以预防婴儿肠道感染性疾病的发生。研究证明，母乳喂养能减少婴儿猝死症的发生、降低婴儿感染性疾病的发生率，并且可以防止婴儿患传染病和慢性疾病。纯母乳喂养也可以降低婴儿因腹泻或肺炎等常见儿童期疾病的死亡率，并且帮助婴儿在患病以后快速康复。初乳比常乳含有更丰富的免疫球蛋白、乳铁蛋白、生长因子、巨噬细胞、中性粒细胞和淋巴细胞。这些物质都有防止感染和增强免疫力的功能。初乳中大量的生长因子，尤其是上皮生长因子，可以促进新生儿胃肠道上皮细胞生长，促进肝脏及其他组织的上皮细胞迅速发育，还参与调节胃液的酸碱度。而初乳中的抗体能黏附在婴儿的咽部、鼻咽部和胃肠道局部黏膜表面，中和毒素、凝集病原体，以防侵入人体。初乳中的乳铁蛋白则能与细菌竞争结合乳汁中的元素铁，阻碍细菌的代谢和分裂繁殖，而达抑菌效果，在预防新生儿和婴儿肠道感染中起重要作用，有助于胎便的排出，防止新生儿发生严重的腹泻，并且可增强新生儿对疾病的抵抗力。母乳中还含有超过700种有益细菌，这些细菌具体扮演的角色尚不清楚，但可以肯定的是这种微生物的多样性能够帮助婴儿消化母乳或者促进婴儿的免疫体系形成（神奇的是，研究结果证明这种微生物的多样性主要存在于顺产和意外剖宫产妈妈的母乳中，而计划的剖宫产妈妈母乳里却不存在这类优势）。所以说其他奶类是望尘莫及的。

免疫球蛋白

乳铁蛋白

双歧因子

溶菌酶

3、母乳可以随着宝宝的生长而调整乳汁的成分

乳汁的分泌有一个逐渐的质与量的变化：一般把生后4~5天以内的乳汁称作初乳，生后6~10天的乳汁称作过渡乳，产后11天到9个月的乳汁称成熟乳，10月以后的乳汁叫晚乳。母乳的这种质与量的变化，适应了宝宝不同月龄的消化吸收，能很好地与宝宝不同阶段的需要相适应。很多人只知道配方奶按照宝宝的月龄分出了几个阶段，却不知道母乳也是如此。身边很多朋友多数认为母乳8个月之后就没营养了，殊不知此时的宝宝已经开始添加辅食，母乳所提供的营养成分更多的是为了弥补辅食的不足，是为了均衡宝宝的饮食。

4、母乳喂养可满足口欲并促进宝宝感觉和认知的发育

刚出生的宝宝是完全"自我中心"的，准确地说，宝宝们并不能区分自己和外部世界。由于宝宝最初的成长完全依赖父母，并得到母亲良好的照顾和关爱，宝宝的内心存在着自己即世界、自己即上帝的错觉和假象，故而"吃"的手段除了满足自己对食物的需要外，还表达着"将被吃的事物与自身融于一体，真正使自己获得其滋养"的愿望。著名心理学家弗洛伊德把婴儿出生后第一年称为"口腔期"，是人格发展的第一个基础阶段。由于母乳喂养与人工喂养相比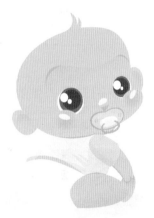吮吸时间较长，能在一定程度上满足宝宝的这种欲望。同时，靠在妈妈怀里听着心跳声并吮吸母乳对于宝宝而言还可以消除不安、烦躁、紧张的情绪，具有镇静作用。有心理学家提出这么一个观点：成年人喜爱嚼槟榔、嚼口香糖、吸烟，都是儿时口欲没有得到满足的表现。随着宝宝月龄的增加，当宝宝产生不安、烦躁、紧张的情绪又不能马上吮吸到母乳时，宝宝便开始学会用吸吮手指来安慰自己（商家也因此研发了安慰奶嘴），当然也不能排除宝宝正在用咬手指的办法缓解长牙带来的不适。所以，很多妈妈会有这样的困惑，我家宝宝老把手指头往嘴里塞多脏呀，其实这并不是宝宝的坏习惯，而是宝宝认识世界的一个必然过程。

5、母乳喂养可以减少罹患过敏性疾病的几率

预防过敏要从出生后第一口奶做起。宝宝出生后，吸吮妈妈乳房时，首先接触到的是妈妈乳头上的需氧菌，继之是乳管内的不需要氧气也能存活的厌氧菌，然后才能吸吮到乳汁。生理母乳喂养是先喂细菌再喂乳汁的过程，这个过程能够促进宝宝肠道正常菌群的建立，不仅利于母乳的消化吸收，而且能够促进免疫系统成熟，预防过敏发生。

6、母乳喂养能增进宝宝与妈妈之间的感情

宝宝在吃奶的过程中享受到了更多的母爱，同时也增进了与妈妈之间的情感交流。母乳喂养时间长的宝宝安全感也很强，有利于宝宝健康人格的建立，也为宝宝将来的人际交往打下了良好基础。

7、母乳喂养能帮助宝宝预防肥胖症等疾病

2013年9月，日本冈山大学研究小组宣布，通过分析厚生劳动省数据发现，母乳喂养造成儿童肥胖症的几率低于奶粉喂养。该研究成果已刊登在美国医学杂志电子版。紧随其后，中国营养学会也于2014年发布了中国母乳成分研究的最新成果，结果显示：中国妈妈的母乳中优质蛋白质比例合理，更会随宝宝月龄增加而下降。目前我国面临日益严重的肥胖问题，患肥胖症的人群越来越年轻化，心血管疾病、高血压、高血脂等慢性疾病均与肥胖密切相关。坚持母乳喂养可对远期肥胖起到预防作用，这是因为母乳中优质、适量的蛋白质可降低远期肥胖和心血管疾病的风险因素。

8、母乳是宝宝的补水良方

母乳中含有足够的水分，特别是前奶，出生头几个月的宝宝几乎不需要喝水，即使是炎热干燥的天气条件下，母乳也能为宝宝提供足够的水分。而喝牛奶的宝宝却需要多喂水，通过水的代谢排出体内多余的盐分。

◉ 9、母乳为直接喂哺，不但温度适当还不用担心感染和变质，且经济又实惠

 二十八、为什么说母乳喂养是宝宝送给妈妈的见面礼

母乳喂养不但能为宝宝带来诸多益处，同时也为家庭和国家节省了资源，除此之外妈妈与宝宝都将受益匪浅。话说母乳喂养是宝宝送给妈妈的见面礼一点也不为过，因为母乳喂养可以为妈妈们带来以下好处：

1 母乳喂养对产后子宫的恢复很有帮助

子宫恢复主要是靠子宫的持续收缩，从分娩时将胎儿及胎盘挤出，接着将恶露排出，此后子宫不断收缩形成血块达到止血效果。最后，子宫再次挤压，将血块排出体内使子宫体积缩小。如果妈妈们产后能采用母乳喂养法，在宝宝吮吸乳头的过程中便能有效地刺激产妇的子宫收缩，从而加速子宫恢复的进程并减少阴道流血，从而达到预防产后贫血，促进身体康复的效果。

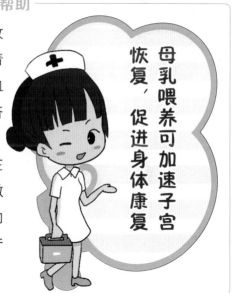

母乳喂养可加速子宫恢复，促进身体康复

2 母乳喂养能避孕

产后如果过早怀孕，容易影响妈妈的身体恢复，也影响胎儿的生长发育，坚持母乳喂养的妈妈们，由于受到泌乳素的影响，一般都会推迟月经来潮，短期内不易怀孕，很自然地推迟了新晋妈妈的再妊期。

3 母乳喂养可减少女性患卵巢癌、乳腺癌的概率

母乳喂养可减少女性患卵巢癌、乳腺癌的概率。已有科学家经过调查、统计和分析发现，将母乳喂养和非母乳喂养的新妈妈进行比对，凡采用了母乳喂养方式的妈妈患卵巢癌、乳腺癌的概率要大大低于非使用母乳喂养的新妈妈们。研究表明，对孩子母乳喂养的时间长短是影响妇女患乳腺癌发病概率的重要因素，甚至超过了遗传因素。这项研究发现，妇女如果对自己的每个孩子母乳喂养超过6个月以上，就可以降低5%患乳腺癌的概率，即使她们有乳腺癌的家族病史。

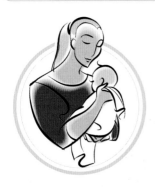

坚持母乳喂养能
迅速有效减肥瘦身

4 坚持母乳喂养能迅速有效减肥瘦身

母乳喂养能否瘦身？这是很多新晋辣妈关心的一个热点问题。我身边就有好几位朋友反映，喂奶好几个月了也没见瘦下来。其实，产妇在刚生完孩子之后，体内已经储备了大量脂肪等营养物质和微量元素，这是为哺育宝宝做好的前期准备，所以，在宝宝出生后6个月之内，即便妈妈进食量不大，一般也还是会有充足的奶水。有些体质瘦弱的哺乳期妈妈大概喂到七八个月时就很瘦了，但也有的哺乳期妈妈"储备粮"充足，大概要喂到宝宝一岁左右才开始消瘦。还有一种情况便是混合喂养，很多妈妈们生怕孩子饿着，对自己的乳量不自信，因此，采用混合喂养的手段来进行哺喂，由于消耗得不多自然不容易瘦下来。但从奶水的营养角度来看我们并不赞成乳母在哺乳期节食减肥，对于成长发育期间的宝宝而言，妈妈的乳汁质量同样很重要。

二十九、为什么有些妈妈产后"不来奶"

产后泌乳是个很关键且又艰难的过程，事实上，如果处理得当，一般产妇都能顺利哺乳。因此，为了宝宝"有奶吃"妈妈们应注意以下几点：

① 产后清淡饮食

很多家庭有这样一个误区，为了使产妇下奶，产后第一天便开始张罗着准备猪脚汤等蛋白质含量很高的食品给乳母食用。其实，这种做法并不科学。在中国古代，产妇们的生活条件不好的前提下，喝一碗营养丰富的汤水有助于下奶更能帮助产妇进行产后恢复，于是这个方法被流传下来。但现代社会，物资丰富，孕妈妈们怀孕期间的营养条件都很好，且由于初乳的成分特殊，蛋白质含量非常高，本身就很黏稠，且色泽带黄，部分产妇的初乳呈橘黄或金黄色，这种初乳被戏称为"黄金奶"，营养价值很高，但通常生产"黄金奶"的妈妈下奶时都疼痛难忍，奶水不同程度有些淤滞。如果加之产后进食油腻，很可能会堵塞乳腺管，导致乳房胀痛难忍，奶水黏稠阻滞，严重的，持续几天之后奶水就胀退了，所以，部分人工喂养宝宝的妈妈还以为这是由于自己没奶导致的。因此，产后一周之内饮食一定要清淡，切记，产后一周再吃发奶的食品绝对不迟。

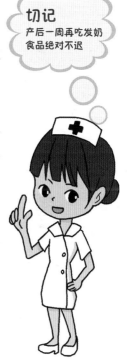

切记
产后一周再吃发奶
食品绝对不迟

② 让宝宝第一时间吮吸母乳

一般主张产后立即喂奶，正常足月新生儿出生半小时内就可让母亲喂奶，宝宝吸吮乳头可迅速刺激母体分泌乳汁，同时还可协助妈妈产后通奶，为母乳喂养开个好头。

很多产妇都有这样的经历，产后第二天乳房胀痛难忍，摸上去有些部位结成硬块并且有触痛感，此时解决问题的最佳办法就是按摩通乳。不单纯依靠医院的护士帮忙，因为按摩通乳需要耐心和时间，同时还需要忍受疼痛，通常医护人员按摩下手的轻重很难掌握且没有足够的时间帮你通乳。自己按摩通乳请准备好电动吸奶器并记住以下几个步骤：①取热毛巾，为乳房做热敷。②热敷可以促进局部血液循环畅通松解淤积的奶块，将热毛巾敷在乳房上，围成圈形，中间露出乳头。③热敷期间进行乳房按摩，热敷5分钟左右，一边热敷一边用手隔着毛巾用指腹按压乳房，特别是结块处，按压时要有意识地将乳汁朝乳头方向推送；热敷后撤掉湿毛巾，用干毛巾擦干乳房上的水，以免自然风干带走热量。④通乳最关键的环节就是将淤堵的奶水吸出，所以接下来用上电动吸奶器，一边吸一边用指腹将结块处柔松并往乳头方向一点点推进。休息期间再进行热敷，反复如此。⑤尽管新生儿宝宝对于吃奶这件事情还不能驾轻就熟，暂时对帮助妈妈通奶还起不到关键作用，但妈妈一定要多给宝宝训练机会。喂过奶的妈妈就能体会到，真正的通奶高手其实是能熟练吃奶的宝宝。

产后乳房护理

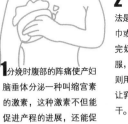

1 分娩时腹部的阵痛使产妇脑垂体分泌一种叫缩宫素的激素，这种激素不但能促进产程的进展，还能促进母亲产后乳汁的分泌，由于顺产身体功能恢复快，相较于身体恢复较慢的剖宫产来说自然分娩更容易早下奶。

2 乳头若受伤，最好的方法是不要洗乳头，也不用毛巾或任何东西去擦乳头。喂完奶后，不要急着穿上衣服，如果还可以挤出奶水，则用奶水来按摩乳头，然后让乳头暴露在空气中自然风干。

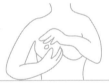

3 为促进乳腺畅通及增加奶水，可以适度进行按摩：
A. 一手固定置于乳房下方底部，一手沿乳腺管方向由基底部向乳头作旋转式按摩至整个乳房。
B. 双手涂上少许润滑油，环握乳房基底部，顺着乳腺方向基底部向乳房方向挤压10次之后洗净。
注：在乳汁未分泌前，请及早喂哺母乳，乳腺管自然通畅，可省去做乳房护理的时间，或可刺激乳汁分泌，使乳汁量增加且婴儿能早早适应母亲的乳头以达到成功哺母乳的目的。

本书之所以决定将"前奶"和"后奶"的区别单独拿出来写，主要基于两方面的原因，一是既然提倡母乳喂养，乳母们就很有必要了解母乳的特征；二是在哺乳过程中，由于前奶清淡容易溢出，人们看到的大都是前奶，于是就简单地断定奶水不浓没营养。

事实上，母乳分为"前奶"与"后奶"，而它们的营养成分以及功效也是完全不同的。每次哺乳时前2~3分钟出来的奶为"前奶"，看起来就像淘米水一样很清淡，"前奶"主要为宝宝提供丰富的水分、蛋白质、乳糖、维生素、无机盐，同时还含有抗病毒甚至是抗癌变的免疫球蛋白（由于"前奶"含水量丰富，纯母乳喂养的宝宝，在出生后4个月内一般不需要额外补充水分）。哺乳到4~5分钟之后，乳汁渐渐由清淡转浓稠，乳汁的颜色也慢慢变得乳白且黏稠，这时候"前奶"也就过渡成了"后奶"。此时的"后奶"因含脂肪较多，水分较少，主要为宝宝提供热量，并使得宝宝在吃奶之后产生饱腹感。

因此，正确的母乳喂养方式应该是：让宝宝含住乳头和大部分乳晕，先吃空一侧乳房的奶，如果宝宝还没吃饱再换吃另一侧乳房的奶（每侧乳房至少要保证哺乳15分钟以上，这样宝宝既吃到了含蛋白质丰富的前奶，也吃到了含脂肪丰富的后奶，以起到营养均衡的作用）。

侧躺

摇篮抱

斜倚

橄榄球抱姿

三十一、如何更安全地进行母乳喂养

任何食物都应达到一定的安全性，同样母乳也不例外，而母乳的安全性一定程度上由母亲的饮食左右。中国八个城市的母乳污染抽样调查报告显示，中国部分地区母乳中存在铅、汞、铜等重金属成分，值得安慰的是，总体母乳重金属含量水平还是处于可接受的范围之内。除此之外，宝宝月龄越小越容易受影响，因此，乳母应慎食低于常温或辛辣油腻等食物。由于母乳是婴儿的最佳食物来源和主要营养来源，母乳的安全性不容忽视。为了更科学、更安全地进行母乳喂养，妈妈们在哺乳期应注意以下几点：

1、被动吸烟

哺乳期防止被动吸烟，一般情况下孕妇对于吸烟所带来的危害都会有所警惕，但到了哺乳期通常会松懈下来，事实上被动吸烟是导致母乳中铅含量高的高危因素之一。

2、农药残留

哺乳期进食蔬菜警惕农药残留，买回来的蔬菜应先放在冷水中浸泡。

3、化妆和染发

哺乳期禁止化妆和染发，爱美的妈妈们为了宝宝的健康成长必须要忍耐，因为化妆品和染发剂通常含有一定量的重金属和有毒化学物品，接触之后必然会影响到母乳的质量。

4、吸入过多油烟

哺乳期应正确使用抽油烟机，避免吸入过多油烟影响奶质，与此同时还应经常开窗通风换气，保持室内空气清新（雾霾天除外，雾霾天应紧闭门窗尽量减少外出）。

哺乳期饮食要多元化，少吃深加工食品，多吃新鲜鱼肉和蔬果。

过咸、寒凉、过于辛辣食物易引起人体兴奋，刺激性强的食物容易通过乳汁进入宝宝体内，月龄小的宝宝容易引起腹泻和上火等症状。①太咸的食物通过乳汁进入宝宝体内，会加重宝宝肾脏的负担。②麦芽制品，会抑制乳汁分泌容易导致退奶。③巧克力中含有可可碱，对宝宝正在高度发育的神经系统和心脏会造成伤害，同时还可能令宝宝出现排尿量增加、消化不良、睡眠不稳等症状。④咖啡、可乐中含有咖啡因，会使宝宝的中枢神经兴奋，影响发育。⑤哺乳期应适量食用海鱼、河鱼、贝类、螃蟹等水产品，中国现阶段很多水域遭到工业污染，长期大量食用这些水产品是母乳中重金属元素含量升高的原因之一。⑥应在医生的指导下服用药物，哺乳期的妈妈们一定要注意保暖，尽量预防感冒，如患一般轻症感冒，尽量不用药，以免影响哺乳。

慎 食

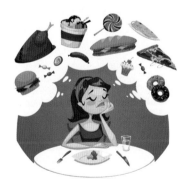

咖啡

巧克力

三十二、哺乳期妈妈应如何进食才能保证母乳的质量

由于母乳的质量一定程度不由妈妈的日常饮食来决定，因此哺乳期妈妈一定要记住几个进食原则，不偏食、挑食、不道听途说盲目忌口，授乳期间，营养必须全面，才能满足宝宝和产后还在自我修复自身的需要。此外，不能认为哪样东西发奶或营养就吃得越多越精越好，（如认为鸡蛋中含有丰富的蛋白质，于是每天吃鸡蛋超过3个，这样会增加乳母肠胃负担，从而引起消化不良）。最关键是要吃得杂，食用多种类含各种营养的食品，由于宝宝处于快速生长发育阶段，乳母应多进食富含蛋白质、钙、铁的食物。下面，为了哺乳期妈妈能保证母乳的质量为大家提点小建议：

1、多采用优质的蛋白质作为食材

蛋白质是宝宝生长发育的基础，鱼、禽、肉及动物内脏、蛋、奶及豆制品等可以提供优质的蛋白质。

2、摄食充足的碳水化合物

妈妈和宝宝能量的来源主要从米、面、杂粮、土豆、番薯等含有丰富的糖类（碳水化合物）食品中来。

3、进食适量的脂肪

脂肪不但可以提供能量，还可以提供脂肪酸，参与宝宝的大脑发育。

4、进食必须的维生素

深绿色，黄红色蔬菜及水果可提供维生素A；适当地晒太阳可补充维生素D；瘦肉、蛋、肝、粗粮、蘑菇等可提供维生素B；新鲜水果特别是鲜枣、山楂、猕猴桃等含丰富的维生素C。

5、摄取足够的矿物质

瘦肉、动物血、肝等含铁高的食物可预防乳母贫血也可减轻宝宝生理性贫血；牛奶、豆类、芝麻酱等含钙食物可促进宝宝骨骼的生长发育；海带、紫菜等海产品可以提供碘。

保证母乳质量的小窍门

①乳母每天喝2~3杯牛奶（有条件的可选择羊奶），这是发奶最简单有效的办法，同时还能摄取足够的钙质从而减少钙剂的补充（如果怕喝牛奶上火，可以选择喝羊奶或选择合适的配方奶）。

②哺乳期间乳母一定要坚持补钙，冬天日照不够的时候还要补充维生素AD。哺乳期妈妈由于自身的钙质不足，除了会引起宝宝缺钙以外自己患上骨质疏松的也不在少数（特别提醒：乳母如果夜里因手脚发紧想用劲抓握而导致频繁苏醒或者小腿抽筋就要警惕缺钙了）。事实上，乳母补钙应按照季节的不同和个人的需要灵活调整方案。一般而言，冬季乳母即使补充了鱼油，钙的需求量依然比夏天更多。另外，乳母当天若进食了含钙量较高的食品，也可以适当减少钙剂的补充剂量。

③哺乳期间应坚持每天服用多种维生素、矿物质补充剂，如福施福等。因为，乳母并不能保证每天的饮食全面包含各类营养素，而食用这类补充剂是不错的选择（如何选择孕期与哺乳期保健品详见育婴篇第三十七问）。

过早让宝宝接触牛奶蛋白，会引起自体免疫反应，久后易造成儿童糖尿病的发生。所以，根据世界卫生组织（WHO）的推荐，为了实现最佳生长、发育，在生命的最初6个月宝宝应完全接受母乳喂养，即仅食用母乳。且周岁以内，母乳都应该是宝宝的主要营养来源。事实上，真正成功的母乳喂养要坚持到宝宝两岁，期间最好能纯母乳喂养，即不添加配方奶，但应根据需要随时为婴幼儿增加辅食。据调查显示，母乳喂养正在越来越多地被人工喂养或混合喂养（为母乳的同时添加配方奶）所取代，原因并不是哺乳期的妈妈们不懂母乳的好处，而是由于种种因素的影响令她们难以坚持，因此，本书对母乳喂养难以坚持的原因进行了总结，希望即将迈入母乳喂养行列的妈妈们提前了解并做好充分的思想准备来应对这些问题：

① 喂奶姿势不正确

一般新手妈妈容易出现喂奶姿势不当的问题，喂奶姿势不正确，宝宝巨大的吮吸力可能导致乳头受伤，受伤后乳母在继续喂养时肯定会感到疼痛，当伤口没有及时愈合时还可能引发细菌感染，最终导致母乳喂养受阻（举例：据一位朋友讲述，由于喂奶姿势不正确，她在喂奶的整个过程中总是感到乳头刺痛难忍，在宝宝刚刚十几天的时候她便含泪为宝宝断了奶）。因此，想要减少乳头损伤，母乳喂养的姿势很重要。给宝宝喂奶可以是坐位，也可以是侧卧位或立位。总的原则是妈妈所采取的体位要舒适，全身肌肉要放松，一手抱着孩子的颈背部，另一只手根据当时情况和需要，可以抱着孩子的臀部或托住自己的乳房等；孩子面对妈妈，母子身体最好要做到"三贴"，即胸贴胸、腹贴腹、下颏贴乳房，婴儿头部与背部在一条直线上。在喂奶时宝宝的小嘴一定要含至乳晕，如果只是叼着乳头吮吸必然会导致乳头受伤的，喂奶的同时妈妈也可用拇指和示（食）指分别放在乳房、乳晕的两侧，朝胸壁方向轻轻向内挤压，帮助把乳汁排空（提示：哺乳期妈妈可以采购一个舒适的喂奶枕，再准备一个小矮凳垫脚，如何选择喂奶枕详见育婴篇第五十七问）。

② 迫于工作压力

有的哺乳期妈妈工作很繁忙，也可能常常出差，没有时间喂奶，也没空用吸奶器拔奶，导致奶水胀退（举例：一位朋友是儿科医生，因医院儿科工作繁忙，加上替同事处理工作，于是工作压力都集中到了她身上，由于工作原因先后导致两侧乳房奶水都胀退了）。

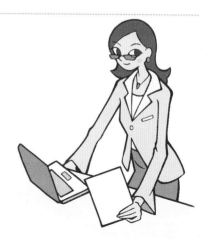

③ 对母乳喂养没信心

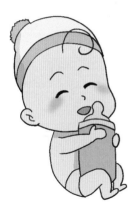

很多妈妈因为产后奶水不多，害怕宝宝挨饿，于是迅速添加了配方奶，由于一开始就采取混合喂养的方式，妈妈的乳头刺激不够，慢慢地母乳真的就越来越少，以至于宝宝纯母乳喂养乳量不足。混合喂养是个公认的怪圈，一旦采取这种方式，母乳喂养便难以坚持。大部分混合喂养的宝宝很难再改为纯母乳喂养，反之，人工喂养将慢慢地取代母乳喂养。

④ 怕乳房变形

如今，许多"辣妈"担心母乳喂养会导致胸部变形而放弃了母乳喂养。事实上乳房的形状取决于很多因素，年龄、遗传、个人体质、怀孕哺乳的次数、是否选择了合适的内衣、个人饮食习惯、运动等。如果认为仅仅因为母乳喂养就会导致胸部严重变形，实在是太片面了。其实妈妈们在母乳喂养过后，只要每天花一点点时间，给自己进行几分钟的按摩，同时做做锻炼胸肌的各种运动，加上合体舒适的胸衣"塑形"，多进食含胶原蛋白的食物，一定能恢复女人漂亮的曲线。

⑤ 怕麻烦且不自由

母乳喂养会为哺乳期的妈妈们带来些许麻烦，她们无论走到哪里都要随身带上几片溢乳垫替换，否则可能会有奶水弄湿衣服的尴尬场面，夏天乳房贴着身体可能会长痱子、每天要无数次重复清洁乳头，半夜必须起床喂奶且无人可以取代。母乳喂养的妈妈相对不自由，她们离不开孩子或吸奶器，不能看超过3小时的电影、不能计划单独去旅行、不能搭乘长途交通工具、不能参与太长时间的应酬、不能去烫染头发。但总而言之，母乳喂养利大于弊，遇到类似问题还是需要妈妈们一点一点地克服。

⑥ 宝宝咬乳头

大多数宝宝到了长牙的阶段都开始染上一个"坏毛病"，开始咬妈妈的乳头。许多妈妈对此束手无策，发展到很严重的地步时只好无奈地为宝宝断奶。为此我教大家一个小窍门：哺乳时当宝宝开始咬乳头，妈妈首先要做的不是大喊大叫，因为1岁以内的宝宝还无法从你的声音中分辨你是开心还是生气，尖叫声很可能会令宝宝误以为你是因为开心才发音，从而鼓励宝宝重复这种动作。遇到这种情况不要着急，通常宝宝很会看脸色，你一定要让宝宝看到你严肃的表情，然后用你的拇指摁住宝宝的下颌制止宝宝，这一动作可以保护乳头受到伤害。重复几次之后，一般宝宝都会很识趣地不再乐于此事。再则，宝宝长牙是有周期的，并不会总是"牙痒痒"想要咬乳头。

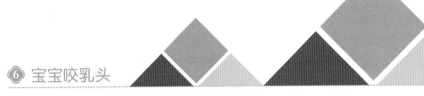

哺乳期的妈妈们就像一个生产母乳的工厂，试问原料不足的工厂能生产出优质的产品吗？所以，母乳喂养需要强大的后勤保障，这一点尤为重要。如果哺乳期的妈妈每天饮食单一，且饭量不够或是吃食堂，不光宝宝营养跟不上，妈妈也会出现营养不良等症状。

◉ 如果哺乳期妈妈们开始出现以下症状一定要注意加强营养：

眩晕

这种情况常出现在哺乳期妈妈月经来潮之后。由于月经来潮再加上哺乳，乳母的身体状况在每月的这个时期透支较严重，可能会造成一过性的内耳末梢缺血导致淋巴液循环障碍，引发眩晕症（眩晕症症状：站立不稳，恶心、呕吐，感觉自己、周围景物、天、地旋转，伴有出汗）。遇到这种情况告诉大家一个小窍门，经期或经期过后补充阿胶可滋阴养血（有人认为经期不能吃阿胶，实际上阿胶有补血止血的效果，每日可用12克东阿阿胶蒸溶配甜酒汤兑服）。

脱发

这是很多哺乳期妈妈都有过的经历，多补充微量元素并保证每日的营养摄入，脱发的情况会慢慢好转（养过宠物的人也许会发现，哺乳期的其他动物如果营养跟不上也会严重脱毛）。

耳鸣

耳鸣与眩晕症的原因相仿，一般是由于营养不良致神经性耳鸣。

除了营养之外，休息不好也同样会导致奶水减产。

很多妈妈刚开始时母乳喂养是成功的，后来由于种种因素影响，如宝宝咬乳头、工作的地方离家较远、使用吸奶器更方便等原因。于是，她们开始用吸奶器拔奶，然后装进奶瓶喂给宝宝喝。为了母乳能够最大程度保鲜，她们甚至还采购了一系列装备，如冰袋、奶袋等。心想，使用的这些设备天天消毒挺干净，母乳和冰袋搁一块儿能保鲜，这样做，宝宝既能喝到纯母乳，妈妈又相对自由，岂不两全其美？其实，这个想法是天真的，偶尔用吸奶器拔奶装进奶瓶喂给宝宝喝的确行得通，但倘若天天如此，母乳很快便会减少，慢慢地就只能改为混合喂养，时间再久一些基本也就没奶水了。

◉ 导致上述情况出现的原因主要有三个方面：

① 宝宝的吮吸强而有力，能有效刺激母亲乳头从而使母体产生足够的泌乳素，因此母亲的奶量便能依据宝宝的食量来分泌。如果母亲长期不能亲自哺乳，乳头不能得到有效刺激，乳量必然会减产。

② 再好的吸奶器也难以将奶水充分吸干净，总会留一些"存货"，而乳房中留有"存货"将被视为"宝宝喝不完的奶"，于是影响了下一趟奶水的分泌。

③ 妈妈们不经意间会"偷懒"，由于使用吸奶器耗时长，同时还需要不断用手按摩协助，一旦时间紧迫妈妈们便很难坚持将奶水吸空，到后来变成了随便吸吸，只要乳房不胀就行了，要知道，这是断奶时可使用的方法之一呢!

妈妈你可别"偷懒"哦！

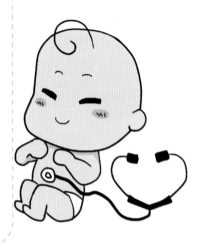

　　记得微信上看到一位刚坐完月子的哺乳期妈妈写的一篇文章，内容大概是这样的：你身边有这样一种人，她们不像孕妇挺着大肚子，她们身边也没有孩子，看起来与常人无异，但身体上的负担却是如此的不同。她们是喂母乳的妈妈，一群独特却难以用简单言语表述的族群。她们的行程很特别，从孩子出生开始她们已经被"四小时"的魔咒捆绑了。当奶量少时，不定期拔奶要担心奶量减少，当奶量多时，宝宝喝不完要担心乳腺管堵塞引起发炎，严重者还得开刀住院。她们离不开孩子或吸奶器，不能看超过3小时的电影，不能搭乘长途交通工具，不能参与太长时间的应酬，不能去烫染头发。还有，她们的睡眠无法超过4个小时，即使夜深人静的时候宝宝已经呼呼大睡暂时不用把屎、把尿、拍嗝、喂奶，她们还得迷迷糊糊地爬起来拔掉胀到快溢出来的奶水。与之前不同的是，她们不再介意自己的胸型如何，买内衣不再考虑需要性感雅致的蕾丝边，吃东西不再斤斤计较于热量。由于哺乳容易产生饥饿感，她们一天可能吃四五餐，她们舍弃以往钟爱的多姿多彩的衣物但求优质衣料对宝宝无害，她们出游和选择餐厅不再以美景、美味为标准但求照顾宝宝更方便。她们心甘情愿成为如此辛苦且不便的一群人，只为了宝宝能更健康、聪明，与妈妈更亲密无间。

　　这便是典型的哺乳期妈妈最初几个月的真实写照。在向伟大母爱致敬的同时，我们也要告诉每一位打算坚持母乳喂养的妈妈：曙光在前！当纯母乳喂养坚持到8个月左右时宝宝的食量很大且基本稳定了。因此，堵奶的问题自然不会再发生了；当纯母乳喂养坚持到宝宝1岁左右时，白天甚至可以不用垫溢乳垫了，因为宝宝已经开始一日三餐，母乳的进食量在慢慢减少，总而言之，随着宝宝月龄的增加，乳母会感觉到当初那些恼人的"麻烦"已渐行渐远。

三十四、宝宝生理性厌奶会导致妈妈"堵奶"吗

宝宝生理性厌奶

由于宝宝的生理发育及感官功能越来越成熟，一方面，宝宝听觉视觉有了突破性的进展，使得宝宝对周围的环境产生好奇心理，分散了吃奶的注意力；另一方面，宝宝的体内乳糖酵素开始减少，舌头的味觉也开始产生变化，想要尝试不同的口味；再则，宝宝快速成长一段时间之后其成长速度开始趋于缓和，肝肾等脏器处于"调休"的状态，对营养与热量的需求量暂时不像以前那么大。大致有两个时间段宝宝容易出现生理性厌奶，4~6个月期间或6~10个月期间。由于宝宝在出生后的头几个月里完全是靠吮吸的条件反射来喝奶，常常会喝到饱胀甚至溢乳，4个月之后则会按身体实际需要和食欲来调整奶量。因此，家长们往往习惯以宝宝之前的奶量为衡量标准，一旦发现宝宝突然喝奶量减少便开始担心起来。但别太着急，只要宝宝和往常一样精神很好、体重正常，无任何病态就不需要操心了，短则几周长则几个月，宝宝会慢慢地自我调节喝奶的量。宝宝出现生理性厌奶症状时母乳喂养的妈妈可要注意了，宝宝奶量骤减，妈妈的乳房就像一个在正常运营的工厂突然遭遇货物积压，这可苦了哺乳期的妈妈们。处理不好就可能导致"堵奶"，一旦奶水在乳腺管中淤堵结块，轻则需要不断疏通挤奶彻夜按摩，重则需要入院治疗，说不定还要接受一台小手术。

因此，宝宝出现生理性厌奶症状时妈妈们需要记住以下几个要点：

● 1、不要侧睡或趴着睡

每个人都有自己的睡眠习惯，有的人喜欢仰卧，有的人喜欢侧卧，也有人喜欢趴着睡才能睡着的案例。但哺乳期妈妈们的睡眠姿势可不能那么自由了，因为趴着睡一定会压迫乳腺管导致"堵奶"，而侧卧也只能是稍微侧压，如果侧压得太厉害，压迫到两侧乳腺管也依然照堵不误。特别是宝宝出现生理性厌奶症状时，一个不注意麻烦就找上门了。同理可推，喜欢按摩做SPA的潮妈们千万要注意了，按摩通常在床上一趴就是几十分钟或者个把小时，非常容易导致堵奶。哺乳期的妈妈们如果长时间抱孩子肌肉酸痛，想去按按肩膀，一定要选择仰卧或朝背后斜侧卧的姿势，坐着按也不失是种稳妥的选择。

◉ 2、清淡饮食

一旦发现宝宝出现生理性厌奶，乳母就必须清淡饮食，尤其忌食脂肪含量高的东西，如少喝全脂牛奶、喝汤要将浮油去掉、不要吃没脱脂的肥肉等。

案例分享

乙齐自己的亲身经历：

宝宝4个月的时候开始厌奶，某天早晨我喝了一大碗麻油炒蛋冲的甜酒，晚上喝了两杯全脂牛奶，午觉习惯性左侧位就睡着了，当晚发现右边乳房出现硬块，宝宝喝了一些前奶之后便什么也不肯再帮忙吮吸。母亲告诉我一定要及时疏通，一旦睡到明早情况也许会更糟糕，于是我只好用吸奶器彻夜不眠地按摩通乳，心情简直跌到了冰点，幸好功夫不负有心人，经过我和母亲的一夜努力，第二天终于又畅通了。

◉ 3、乳房发胀一定要及时拔奶

"堵奶"的状况常常发生在第二天清晨，因为带孩子的妈妈通常很累，能够好好睡上一觉是她们共同的心愿。宝宝厌奶期间半夜起来喝奶的频率可能减少，乳母们好不容易能多睡一会，即使乳房发胀奶水满溢了也不太愿意起来拔奶，如果就这样睡过去直至清晨便可能出现"堵奶"的状况。因此，建议哺乳期妈妈们，乳房发胀宝宝又喝不完奶的时候一定要用吸奶器吸出来，即使是半夜也不例外。

◉ 4、冬季乳房要保温

热胀冷缩的原理大家都知道，在寒冷的冬季哺乳期的妈妈们不要在室外活动太长时间。冬天室外温度太低，而奶水中又有50%的脂肪含量，可能会导致"堵奶"。

三十五、为新生儿冲调配方奶的浓度比例有讲究吗

由于刚出生的新生儿消化功能很弱，暂时还不能消化高浓度的奶粉，应该先喂浓度低一些的配方奶。因此，需要喂配方奶的新生儿宝宝，喂养成了三个阶段：第一个阶段，即宝宝出生3天以内，在这段时间里应该喂宝宝喝三分之一奶。第二个阶段，即宝宝出生后3天至1周，在这段时间里应该喂宝宝喝二分之一奶。第三个阶段，即宝宝出生1周后，在这段时间里宝宝可以开始喝全奶。

● 三分之一奶、二分之一奶、全奶的配制方法：

❶ 三分之一奶的配制方法：

一平勺奶粉加12勺水，也可以理解为1勺奶粉加60毫升热开水。

❷ 二分之一奶的配制方法：

一平勺奶粉加8勺水，也可以理解为1勺奶粉加40毫升热开水。

❸ 全奶配制方法：

一平4奶粉加四勺同样大小的水，也可以理解为1勺奶粉加20毫升热开水。

举例

配8勺奶粉的全奶，可加水160毫升；配二分之一奶，可加水320毫升；要配三分之一奶，可加480毫升水；以此类推。顺便提醒各位看护人，不要因害怕宝宝营养不够而将奶水的比例调得过浓，也不要因害怕宝宝上火而将奶水的比例调得过淡，因为每种配方奶产品都是经过科学计算，按营养比例进行配方的，过浓过稀都不利于宝宝的健康成长。如果宝宝对某种配方奶不适应，如不爱喝、上火、便秘等，家人可选择更换产品种类，尽量购买接近母乳配方的产品。

三十六、新生儿能否竖着抱

刚出生的宝宝非常稚嫩，通常1~2个月的宝宝颈部肌肉、韧带还没有发育完全，妈妈观察可以发现百日内宝宝的脖子都是软乎乎的。再则，新生儿宝宝的头占全身长度的1/4，如果将宝宝竖着抱，头部的重量将全部压在颈椎上，这种不正确的怀抱姿势可能会令宝宝的颈椎和脊椎受到损伤。有专家表明，80％的胎儿枕寰关节（枕骨与颈椎第一块形成的关节）和寰枢关节（颈椎第一块与第二块形成的关节）在出生时都是处于半脱位状态的。由于宝宝在出生后半年内颈部肌肉还是发育不完全的，所以大人抱起宝宝时稍有不慎，都可能造成婴儿头颈过伸过屈。若是发现不及时，将导致婴儿身体发育异常造成学步困难，甚至有瘫痪的危险。因此，新生儿是不能竖着抱的，下面我们来学习两种新生儿的正确抱法：

1、手托法

如用右手手掌托住宝宝的头颈部位，左手下臂顺势支起宝宝的背部，右手环抱，托住宝宝的腰和小屁股。这种方法一般多用于将宝宝从床上挪起和放下。

2、腕抱法

将宝宝的头枕在左臂弯里，左手下臂和手掌护住宝宝的背和腰部，右手环抱，右手下臂护住宝宝的腿部，右手掌托着宝宝的小屁股和腰。这种方法是平日里抱新生儿和哄宝宝入睡最常用的姿势，如果预计抱起新生儿的时间会较长，采用手托法将宝宝从床上挪起后应改用腕抱法。

同时还有两种情况要提醒妈妈们，婴儿的骨骼生长较快，如果过长时间抱在怀中，对孩子骨骼的正常发育极为不利。另外，如果宝宝坐在婴儿车里低头睡着了，看护人一定不能继续推着车走，而应该将宝宝抱在怀中，否则可能造成婴幼儿颈椎的损伤。

三十七、孕妈或哺乳期妈咪应如何选择孕期保健品

大部分妈妈都知道叶酸可以预防40%～75%的神经管畸形，事实上一些其他种类的多种维生素或矿物质都与神经管畸形的发生有直接关联，如：钙、硒、锌、β–胡萝卜素、维生素B_{12}、维生素E、维生素B_6、维生素C、必需氨基酸。而其他先天缺陷也都与维生素或矿物质息息相关，如：先天性心脏病可能是因为缺少铜、硒、锌等；骨骼、牙齿发育异常可能是因为缺少钙、维生素D、锰、氟等；唇、鄂裂可能是因为缺少铁、维生素B_{12}等。许多重视孕期保健的国家，医生都建议孕产妇在孕期和哺乳期选择多种维生素、矿物质补充剂，也称为孕期保健品。这类保健品不同于药物，孕妈妈在食用后不会有明显的感觉，但一些孕中期有轻微贫血症状的孕妈妈可能会发现，在食用这类孕期保健品之后，贫血的现象自然就好了，那是因为其中添加的铁元素起了作用。由于环境污染，母亲体内可能产生过量的氧自由基，如果母体中含有足够的抗氧化剂(如β–胡萝卜素、维生素C、维生素E、锌、硒、铜、锰)就可以一定程度上抵抗氧自由基对宝宝产生的伤害。同时，各种营养素之间有着紧密的关联，如有的营养素相互辅助吸收，有的营养素能防止另一种营养素从体内流失，等等。因此，选择补充合适的孕期保健品对孕妈妈和胎宝宝的健康是有益的。同时，哺乳期的妈妈们也不要忽视此类问题，整个哺乳期都要注意补充多种维生素或矿物质，要知道宝宝生长所需的营养素主要还是靠吸收妈妈的奶水来摄取的，如果妈妈的奶水里缺少必要的维生素、微量元素，必然会影响宝宝的健康。

由于市场上的孕期保健品花样繁多，选择产品成了大家头疼的问题。为了妈妈们能更科学地选择和运用孕期保健品，我为大家提供以下几点参考意见：

◎ 1、挑选值得信赖的产品

孕妇和哺乳期妈妈特别要讲究食品安全，挑选孕期保健品更应如此。英国福施福FORCEVAL、德国的品牌爱乐维Elevit、澳大利亚品牌百丽康美Blackmores等都是有一定国际声誉、运用较为广泛的品牌。由于大品牌的孕期保健产品价格相对较高，消费者一定要谨防假冒。

2、根据个人的孕检报告和饮食习惯个性化选择产品

由于每个地区的饮食习惯不同，缺乏的营养素也会有一定的区别。妈妈们可以根据自己的实际情况来选择孕期保健产品，有条件的也可以听听营养医生的建议。为了更好地了解每种产品，妈妈们在购买前应上网先搜搜各类产品的说明书，上面有产品内所含每种维生素和矿物质的剂量，看看哪种最适合自己（例如：不吃鱼的妈妈可以考虑含有DHA成分的产品，不爱吃水果的妈妈可以挑选维生素C含量稍高的产品，孕期贫血的妈妈可以改用含铁量稍高的产品）。其实，每种孕期保养品的成分基本大同小异，其中主要区别在于每种维生素和矿物质剂量上的不同，其次就是有些品牌的保养品不包含DHA、EPA、钙这几样成分，因为这几种成分是可以另外选择单独的补充剂的。

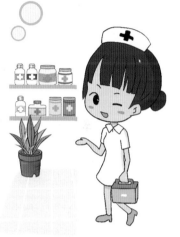

妈妈们可根据自己的实际情况选择孕期保健品

3、防止某些种类的营养素重复摄入导致危害

如果妈妈们在选择了孕期保养品的同时还在在补充孕妇奶、钙、维生素等，一定要注意计算好每日重复摄入的剂量总和。因为，某些营养素或微量元素超量摄取是有害的，它们通常是把双刃剑（如：维生素AD长期超量服用会出现中毒症状，最好将每日剂量控制在宝宝的日摄取范围内比较安全，维生素D400～800国际单位，维生素A 1500～2000国际单位；叶酸每天摄入0.4毫克已经足够，过量补充会增加出生缺陷风险；钙的摄入最好参照孕妇钙产品中所附说明书的剂量表，因为孕期和哺乳期阶段不同需钙量也不一样，过量补钙可能会引起高钙血症或结石。成人补锌过量会出现恶心、吐泻、发热等症状，长期过量补锌可能发展为冠心病、动脉硬化等，最好将每日剂量控制在15~19mg以内）。因此，孕妈妈应灵活把握好每日补充的每一种维生素或矿物质的最佳摄取量千万不要超过上限。

部分人也许会产生这样的错觉，认为产品成分越复杂就越好，事实上，一些知名的大品牌之所以不添加DHA、钙等成分是因为这些成分都是随着孕期和哺乳期的不同阶段需求量完全不一样的，消费者们完全可以选择单独补充的方式，这样反而更科学（如孕4~6个月钙每日的需求量为400~800毫克，孕7~9个月每日的需求量为450~1000毫克，乳母每日的需求量为450~1000毫克，宝宝混合喂养乳母可适量递减。如果，由于夏天日照时间长或同时补充了维生素AD，钙质吸收较好，都是可以减量的）。因此，妈妈们不要因为产品中不含钙和DHA成分就认为产品不好。就算选择了含有钙和DHA成分的孕期保养品，妈妈们还是可以根据自己的实际情况再另行补充（如有的孕妈妈孕晚期恰巧遇上冬季，日照时间不够，即使补充了孕期保养品，还可能出现缺钙症状，这时便需要再另行补充）。单独选择钙剂，最好是大医院医生推荐的不含任何添加的纯钙，如枸橼酸苹果酸钙等。单独选择DHA产品，要记住一点，宝宝大脑发育不仅仅需要DHA，还应含有ARA、牛磺酸、锌等营养素。同时也不要认为产品价格越贵就越好，产品的价格并不是衡量产品好坏和是否适合自己的唯一标准。

推荐产品

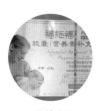

福施福

百丽康美

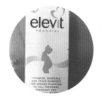

爱乐维

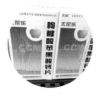

钙片

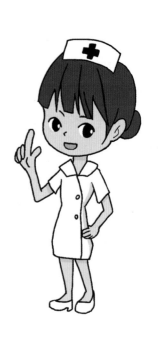

每次去母婴商店购物都会看到货架上摆放着琳琅满目的宝宝专用湿纸巾，有手口湿巾、擦屁屁湿巾、消毒湿巾等，其作用还分得挺清楚。一位年轻的妈妈告诉我，她家宝宝从一出生开始便没有离开过湿纸巾，大便以后都是用湿纸巾擦屁屁，每次外出把小手弄脏了也是用湿纸巾抹干净，湿纸巾方便省事，是时尚妈妈们的首选。她还说，她选的都是大品牌，有时候还采购一些进口货，安全着呢。然而，妈妈们眼中便捷又好用的湿纸巾，其实却没有声称的那么安全，甚至有可能给孩子带来健康隐患。

近期，由于婴幼儿湿纸巾被央视曝光含低毒物质，口岸检测不合格，从而引起了消费者的高度关注。央视曝光的湿巾中主要含有的低毒物质叫做"丙二醇"和"苯扎氯胺"。曝光事件过后不久，记者又在上海的各大商场中对各种品牌的婴幼儿湿纸巾进行了调查，其中不仅涉及国产品牌湿巾，还包括了多个进口品牌，调查结果发现，婴幼儿使用较广泛的NUK、chuchu等进口品牌以及贝亲等国产知名品牌湿巾，都含有丙二醇，而且大多没标明具体含量，普通品牌就更不用说了。

那么消费者最关心的就是"丙二醇"和"苯扎氯胺"是什么物质？到底会产生哪些不良影响？

丙二醇

丙二醇是一种低毒的化学溶剂，添加到湿纸巾中可起到保湿、抗菌作用，一般化妆品中常会添加，但不会超过5%。但由于"丙二醇"渗透力强，溶解力大，长期且过量使用会对皮肤造成伤害。

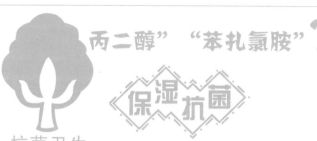

　　苯扎氯胺是一种阳离子表面活性剂，属非氧化性杀菌剂，具有广谱、高效杀菌灭藻能力，同时具有一定的去油、除臭功能和缓蚀作用，是创可贴里常添加的杀菌剂，稀释到一定程度可作为医务人员手术前双手浸泡消毒，也可用于创口感染的洗涤消毒。医用的外用"苯扎氯胺"溶液说明书是这样解释的，溶液浓度一般不会造成皮肤刺激，但部分病人反复使用后可发生过敏反应。

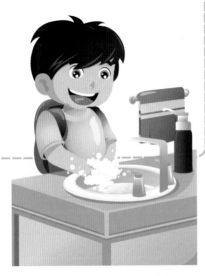

　　了解了这两种物质之后，不难判断，其实"丙二醇"和"苯扎氯胺"的运用还是很广泛的，如果单从丙二醇、苯扎氯胺等化学成分来说，难以判定湿巾有毒，关键在于这些产品中的用量，以及消费者的使用频率。我国相关法规对丙二醇等溶剂物质没有明确规定：原则上属于可用物质，必要时需提供相关使用依据。并且湿纸巾的生产厂家也少有标明这些微毒物质的用量，令消费者非常不放心。例如，"丙二醇"这种低毒化学溶剂，由于其溶解度大，宝宝长期用其擦手再拿东西吃，有毒物质会进入胃肠道，少量不要紧，但长期少量还是有些影响的。再则，大概有5%的人对"丙二醇"会有过敏反应，长期使用也会对宝宝稚嫩的皮肤造成一定伤害，还可能会破坏皮肤的天然保护屏障。因此，专家建议宝宝尽量用清水清洁皮肤为好。外出前，家长可将几块小毛巾弄湿，放入塑料袋内，待孩子手脏时擦手用。如果手过脏，可用流动水冲洗。偶尔使用湿纸巾应急是可以的，但不要常规使用。

三十九、如何为宝宝科学地补充钙剂与维生素AD

整个婴儿时期都是宝宝快速发育的阶段，因此对钙的需求量也会逐渐增多，非常容易出现缺钙的现象。尤其是2个月左右的宝宝，若一到晚上就啼哭不止，便有可能是缺钙引起的。那么，我们要怎样判断宝宝是否缺钙呢？目前比较准确的是骨密度检测，定期到儿保科做个骨密度检测不但能够及时掌握孩子是否缺钙的基本情况，同时骨密度检测对宝宝来说也没有痛楚，不会造成宝宝的反感。在我国婴幼儿当中，缺钙、缺维生素AD的情况还是很多见的，一旦出现这类情况，可能会造成较严重的后果。因此，妈妈们想要及时发现就必须靠平日里对宝宝的细心观察，如果宝宝缺钙、缺维生素AD，可能会出现以下征兆：

① 缺钙可能会令宝宝暴躁易怒，多汗、夜间爱哭闹，宝宝有时会没有任何征兆地突然紧握拳头使劲咬牙。有的宝宝也可能表现为爱咬人，还会不时地发出惊声尖叫（由于钙和骨骼、肌肉的功能相关，同时，它也能影响神经系统。体内缺钙，人的神经系统就会处于过度兴奋状态，宝宝因此表现出上述行为方式）。

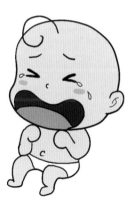

② 缺钙可能造成宝宝食欲不振，容易生病。人体的消化液中含有大量的钙，如果宝宝缺钙严重很容易出现不爱吃饭、免疫力下降、智力低下等症状。

③ 缺钙可能造成宝宝出牙晚、牙质差。宝宝的乳牙一般在出生6个月左右开始萌出，如果宝宝缺钙严重会影响出牙速度，还会影响牙齿的钙化情况，导致以后发生龋齿的概率增加。

④ 缺维生素D可能造成宝宝出现维生素D缺乏病（佝偻病）的各种典型症状，首发表现可能为低钙惊厥、生长迟缓、萎靡、易激惹或者婴儿期易于发生呼吸道感染等。严重时父母可在宝宝洗澡时观察到胸口呈锥形，俗称"鸡胸"，或肋骨外翻等骨骼发育异常的情况。

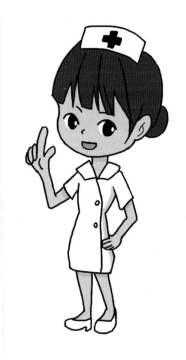

小知识

佝偻病：

即维生素D缺乏病，是由于婴幼儿、儿童、青少年体内维生素D不足引起钙、磷代谢紊乱，产生的一种以骨骼病变为特征的全身、慢性、营养性疾病。其主要特征是生长着的长骨干骺端软骨板和骨组织钙化不全，维生素D不足使成熟骨钙化不全。这一疾病的高危人群是2岁以内婴幼儿，可以通过摄入充足的维生素D得以预防。

⑤ 缺维生素A可能造成宝宝皮肤干燥和粗糙并伴有眼部症状，如夜盲、角膜干燥和软化，同时还可引发生殖功能衰退、四肢伸面有非炎性的圆锥形毛囊角化性丘疹、骨骼生长不良、生长发育受阻等。4岁以下儿童维生素A缺乏的发生率要远高于成人，其主要原因是维生素A和胡萝卜素都很难通过胎盘进入胎儿体内。因此，新生儿血清和肝脏维生素A水平明显低于母体，如在出生后不能得到充足的维生素A补充则极易出现维生素A缺乏病。

为了宝宝能够更科学地摄入足够的钙、维生素AD，妈妈们应该注意以下几点：

❶ 选择适合宝宝的补钙产品

通常宝宝三四个月大的时候就需要额外补充钙剂，选择适合宝宝的放心补钙产品很关键。现在市面上常见的补钙产品主要有碳酸钙、乳酸钙、醋酸钙、螯合钙、生物钙等。其中，碳酸钙是目前应用最广泛的一种钙制剂，它的钙源稳定，含钙量丰富，能满足宝宝的高需求。妈妈们可以选择小剂量独立包装的产品，一方面减少喂哺的难度，另一方面好掌握每天摄入的量。别看宝宝月龄小，不同的宝宝也有不同的口味爱好，有的宝宝爱吃甜，有的宝宝喜欢酸甜味，有的宝宝酷爱浓浓的奶香味，因此，各种补钙产品为了适应宝宝的口味而调制出了各种味道。建议妈妈们尽量选用淡奶味的产品，可充分保护宝宝的味蕾，如果宝宝不爱吃再改为酸甜口味或甜味，尽量把味道调得稍淡，以免宝宝口味随之加重（有些宝宝吃得过甜可能养成不喝白开水的坏习惯）。

❶ 选择适合宝宝的补钙产品

阳光本身和钙并没有直接关系，但阳光中的紫外线可以令人体自行合成维生素D，维生素D能促进钙质吸收。奶中的含钙量是非常多的，但为什么有的宝宝却缺钙很严重，其实，大多数宝宝的缺钙都是因为体内缺乏维生素D致使钙质吸收不好所引起的。因此，妈妈多安排宝宝晒晒太阳，做做户外运动，非常有利于宝宝的健康成长（宝宝晒太阳有哪些讲究：详见育婴篇第四十问）。

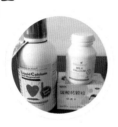
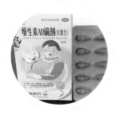
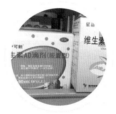

③ 补充维生素AD应正确认识国内外之间的差异

随着国内食品安全问题的日益凸显，很多妈妈开始接受一种新的观念：为宝宝选择营养素和配方奶，一定要购买国外原装的。的确，欧美以及澳洲等国的保健品确实很好，但妈妈们千万别忽略了一个重要的问题，维生素的缺乏常常受到不同国家的饮食习惯、种族差异、补充标准等因素的影响。为什么欧美国家营养机构或医学组织根据本国婴幼儿的营养素摄取水平，推荐其每日摄入一定量的维生素D，却对维生素A没有明确要求呢？因为，一方面维生素D是全球普遍缺乏的营养素，各个国家地区都需补充；另一方面，欧美等发达国家因为饮食结构与我们不同，维生素A缺乏率相对较低，不需要预防性补充；再则，很多国家并不是不补充维生素A，而是在宝宝4~6个月时医院会集中一次性大剂量补充而已。我国是属于维生素A普遍中度缺乏的国家，据调查结果显示：中国婴幼儿普遍缺乏维生素A，0~6岁儿童亚临床状态维生素A缺乏发生率高达50%以上，0~6个月的婴儿更是高达80%。由于维生素A和维生素D对婴幼儿时期的生长发育都至关重要，两者都有促进骨骼牙齿发育以及提高机体免疫功能的作用，因此缺一不可，同补效果会更好。对于0~3岁的宝宝来说，妈妈们结合国情采用科学配比的维生素AD剂，才是最佳选择。

  "选用维生素要符合国情"

④ 多采用食补的方式

含钙量高的食品主要有鱼、虾、骨头汤、豆类食品等。富含维生素A的食品主要有动物肝脏（但是由于肝脏是动物体内的解毒器官，含有一定的重金属和毒素，每周最多给宝宝食用一次，避免增加宝宝的肝肾负担）。胡萝卜（胡萝卜中含有一定的维生素A原，但一定要在煮熟并有脂类参与的情况下才能使维生素A原作为维生素A被吸收。换句话说，维生素A是脂溶性维生素，所以烹饪胡萝卜一定要有油的参与）。富含维生素D的食品主要有牛奶、鸡蛋、蘑菇、虾仁等。

⑤ 乳母也要多晒太阳及时补钙

　　母乳喂养的妈妈们千万不要只顾为宝宝补钙、补维生素AD却忘记了自己，母亲的乳汁是宝宝每日营养的重要来源，乳汁中的钙含量对宝宝来说非常重要。哺乳期妇女也是需要补钙的，而妈妈们如果缺少维生素AD的辅助，同样也会出现钙质吸收不好的情况，所以，建议妈妈们陪着宝宝一同沐浴阳光。

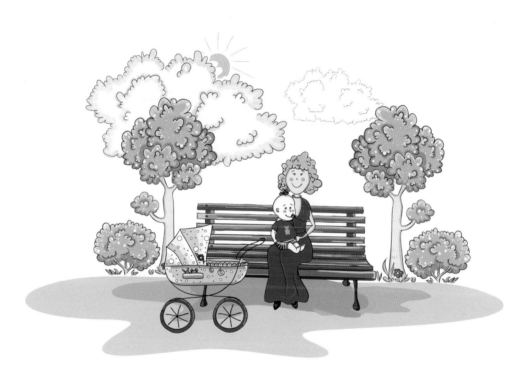

⑥ 测算好宝宝每日补充微量元素的总剂量

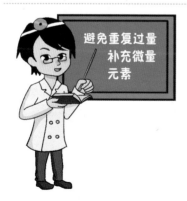

　　现在很多妈妈会海淘大量补充钙或是混合补充钙、锌、维生素AD的产品，在为宝宝补充时应计算好每种微量元素的总剂量，避免重复过量补充（家长自己难以掌握，可咨询儿科专家）。

钙　　　锌　　　维生素AD

四十、宝宝晒太阳有哪些讲究

由于阳光中的紫外线可以令人体自行合成维生素D，而维生素D的作用则是促进钙质吸收，防止宝宝缺钙最低成本，且最无毒副作用的方法就是晒太阳。

要提醒家长们的是，宝宝在日光浴的过程中要注意以下几点：

1 选择一天当中晒太阳的最佳时段

上午八点到十点之间，阳光中的红外线强，紫外线偏弱，有助于促进宝宝的新陈代谢。下午四点到六点之间，紫外线中的X线光束较多，可以促进肠道对钙、磷的吸收，增强体质，促进骨骼正常钙化。

2 每天晒太阳要达到一定的量

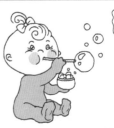

宝宝晒太阳的时间总和每天应超过两小时，等到宝宝会走路了，每天户外活动在四小时左右是最好的。妈妈们可以根据宝宝的月龄慢慢增加户外活动的时间，让宝宝逐步适应并爱上晒太阳。

3 不要让宝宝暴晒

妈妈们不要让宝宝娇嫩的皮肤直接暴露在阳光下，宝宝晒太阳的最好地点是在有点点阳光透射的树荫下，过强的紫外线会伤害宝宝的皮肤。人体最适合晒太阳的部位是背部，因为，人体腹为阴，背为阳，许多经脉与穴位都在后背。所以，晒背可以起到调理脏腑气血的作用，宝宝也不例外。在树荫之外的地方，妈妈们要为宝宝做好防晒工作，特别是炎炎夏日，宝宝头上要戴顶鸭舌帽阻挡强光伤害眼睛，当宝宝在某个阳光很强烈的地方玩得起劲不愿离开的时候，看护人可以撑起遮阳伞或用自己的影子为宝宝遮阳，不要认为这样没有晒到太阳，事实上周围的紫外线一样会辐射到宝宝身上的。

4 及时为宝宝散热、补水

宝宝晒太阳的过程中，体温会慢慢发生变化，之前在室内穿出来的衣服可能不合适了。这时，妈妈要及时为宝宝适当减少衣物，特别是在炎热的季节。有的看护人夏天抱着宝宝出来晒太阳，宝宝脚上还穿着棉袜，她们的理由是"寒从脚起"。事实上，夏天在没有空调的室外，这种担心绝对是多余的。如果在晒太阳的过程中发现宝宝的皮肤变红、出汗过多，应立即为宝宝补水散热，或者回家用温水给宝宝擦身，以免中暑。晒完太阳后，回到阴冷的室内要记得及时为宝宝添加衣物或换下汗湿的内衣，以免感冒。

晒太阳后，宝宝出汗过多，回家可用温水擦身或洗澡。

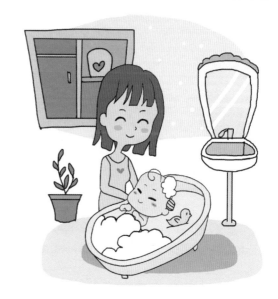

5 不要隔着玻璃晒太阳

在高楼林立的城市中，人们往往觉得下楼晒太阳要穿戴整洁很麻烦，特别是带宝宝出门还要大包小包地拎着。有的看护人干脆在自家阳台上隔着玻璃让宝宝晒，他们不了解的是，隔着玻璃紫外线透过不足50%，若是到了距窗口4米以外，则紫外线更少，基本不足室外的2%。因此，隔着玻璃晒太阳实际上是没什么作用的。

宝宝从四个月左右开始认识妈妈和其他重要的人，同时慢慢区分熟悉的人和陌生的人，此时的宝宝意识处于半分化阶段，宝宝开始意识到自己和妈妈并不是完全一体的。于是开始产生了不安，也是从这时开始，宝宝的安全感需求会比以前更加迫切，而这种感觉会延续到3岁左右。安全感对宝宝来说如同生命一样重要，这种情况不仅仅局限于人类宝宝，其他灵长类动物也是一样的。很多人以为，宝宝对爱的需求来源于对食物的需求，满足了食物的需求就满足了他们对爱的需求，可事实上，孩子的安全感却胜过一切，包括食物。

母爱剥夺实验

美国威斯康星大学灵长类研究所所长、比较心理学家哈洛所做的"母爱剥夺实验"，该实验结果完全颠覆了世人对于母爱和安全感的看法：

实验的源头要从哈洛自己的身世讲起，哈洛一直不赞同美国心理学家华生的观点，华生认为太多的母爱是危险的，要像对待成人那样对待孩子，如和他们握手，但别拥抱和亲吻他们，孩子对爱的需求来源于对食物的需求，满足了他对食物的需求就满足了他们对爱的需求。因为哈洛本人性格冷酷、残暴，他的母亲在食物方面做得非常好，但是在情感上显得很冷漠，他与母亲仅有的身体接触便是挨打，于是1958年哈洛决定用实验来推翻华生的观点。哈洛选用猴子做的"母爱剥夺实验"，历时三年。基本内容是，给一些小猴子安排代理妈妈，一部分猴子的妈妈是铁丝做的，称为铁丝妈妈，一部分是绒布做得，称为绒布妈妈，喂养方式完全一样。

① 代理妈妈喂养期间：

给猴子们相同的食物，猴子们食量差不多，但是铁丝妈妈养的猴子相较绒布妈妈养的猴子消化不好。绒布妈妈养的猴子会拥抱、亲密绒布妈妈，如果受到惊吓，不管谁喂它们食物，小猴子都会跑向绒布妈妈，如果见不到绒布妈妈，小猴子就吓得蹲在地上，缩成一团，战栗、吃手指、摇摆等。如果和绒布妈妈分别30天，当被送回到绒布妈妈身边时，小猴子会飞快地扑向绒布妈妈，拥抱、亲热、高兴……铁丝妈妈养的猴子，遇到以上情况只会找个角落，冷漠地蹲下来。

② 当代理妈妈们养的小猴子长大后：

绒布妈妈养大的猴子基本上都正常地生活着。铁丝妈妈养育的猴子冷漠、呆滞，类似于自闭儿童，所有的公猴子都失去了寻偶和交配能力，没有下一代。其中有20只母猴子生了小猴子，其中一个极其笨拙地喂养着自己的孩子，其中7只对自己的孩子视而不见，其中8只殴打、虐待自己的孩子，其中有4只竟然杀死了自己的孩子。

哈洛因他的实验结果被授予美国总统科学奖，这个实验说明，小猴子对妈妈的依恋并不是因为有奶吃，而在于有没有温暖、柔软的接触。孩子与母亲的身体接触对消除孩子的不安情绪和形成孩子情绪稳定的人格都发挥着重要的作用。由此可见，给宝宝足够的安全感就意味着为宝宝将来建立健全人格打下了坚实的基础，那么，我们需要做点什么呢？

◉ 1、不要让宝宝和爸爸妈妈长时间两地分居

现在有很多家庭由于种种原因，选择由爷爷奶奶异地看护宝宝。原则上不管任何理由，父母都应该将宝宝留在自己身边，让宝宝享受应该拥有的母爱和父爱。不要认为宝宝还小不懂，等到上幼儿园了再回家。其实，此时宝宝情感世界在飞速发展着，而爸爸妈妈却缺位了。

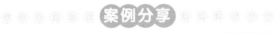

一位职业女性，因为事业处于上升期选择将宝宝留在老家父母身边喂养，宝宝1岁多的时候妈妈回家看宝宝，临行前妈妈没忍住眼泪，宝宝也像是感觉到了什么，随即抱着妈妈大哭。其实，这种离别之苦是这么小的宝宝不应当承受的，对宝宝产生了情感上的伤害。

◉ 2、多让宝宝感受一些包容接纳的肢体动作

宝宝和母亲或看护人之间亲密、持久的依恋关系，是整个儿童时期生存和发展最基本的需要。孩子和母亲依恋关系的质量将会影响到他今后与其他人建立良好关系等诸多方面。因此，母亲或看护人有必要强化一些包容接纳的肢体动作和表情，如抚触、微笑、亲吻、鼓励、母乳喂养（母乳喂养是最天然的亲子互动，也是妈妈和宝宝最亲密的身体接触）。

抚触　　微笑　　亲吻　　鼓励　　母乳喂养

3、为宝宝提供安全感十足的睡眠环境

宝宝在妈妈肚子里安睡了十个月，出生后脱离母体单独行动需要一个缓慢的过程，当宝宝听到妈妈的心跳、闻到妈妈的味道、感受到妈妈肌肤的柔软温润时，他们会因此获得足够的安全感，这也是为什么宝宝在妈妈怀里睡觉比躺在床上睡得更安稳，怎么吵都吵不醒的重要原因之一。宝宝一天的睡眠时间很长，如果睡眠过程中得不到安全感，宝宝会容易惊醒，睡眠质量下降，从而影响生长发育。妈妈可以在保证安全的前提下带着宝宝睡大床，也可以模拟怀抱的环境让宝宝安睡，如在宝宝左右两侧分别用柔软的包被卷成条状，当宝宝翻身时感觉能够贴到柔软的东西而不至感觉四周空空荡荡的。

4、不要当着宝宝的面发生争吵

刚出生的宝宝就能感受大人的情绪，当父母或其他家庭成员发生争吵时会使宝宝的情绪受到强烈冲击，产生恐惧、无助、悲伤等情绪，长期生活在争吵环境中的孩子，情绪、性格、行为都容易出现问题，且极度缺乏安全感（记得一位朋友曾回忆道：儿时最怕父母吵架，两个都是最亲的人，不知道要帮谁，内心会产生一种非常无助的感觉）。

5、回避一些可能吓着宝宝的情境

古人云：夜仔不离娘，多数孩子对夜晚和黑暗存在着天生的恐惧心理，晚上尽量少带宝宝去黑暗的地方。再则，宝宝的世界很微观，一些大人看来无所谓，但表面看上去有些狰狞的事物也可能会吓着宝宝（如一位朋友和亲戚一起带着两个孩子去寺庙玩耍，一个1岁多，另一个2岁多，回来后两个孩子都开始不明原因的发烧，且长时间低烧不退，将近半个月才开始好转，这时她才想起老人曾说过的，太小的孩子不能带去寺庙。庙里的门神龇牙咧嘴、面孔狰狞，由于孩子不辨真伪，咋一见到很容易受到惊吓）。最后再提醒大家，不要让1岁以内的小宝宝接触过高分贝的声音，如放鞭炮。古书中有记载过几个月大的宝宝被鞭炮吓死的案例。

四十二、让宝宝单独睡还是由家长带着睡

宝宝出生之前很多人就开始纠结着到底是买个婴儿床让宝宝单独睡？还是由父母带着睡？这个问题很多朋友反映，家里的婴儿床买回来没用几次就变成了储物篮，也有的被作为宝宝白天小憩的场所，还有一位朋友为了让宝宝养成独立的习惯哄宝宝睡婴儿床，用上了各种"法宝"，她的办法奏效了两年左右，直到宝宝2岁的某一天，忽然"顿悟"了，坚决要和妈妈睡，最后宝宝成功占据了大床的一角，从此宝宝对婴儿床非常抵触。宝宝到底应该单独睡婴儿床还是由妈妈带着睡大床，这个问题一直以来都存在较大分歧，我想这个问题应该视每个家庭的具体情形而定。

先让我们来具体分析关于宝宝单独睡婴儿床的利弊：

❶宝宝单独睡婴儿床最大的一个好处是相对安全，婴儿床的护栏可以防止宝宝滚落，宝宝单独睡可防止大人翻身或手臂压到宝宝。

❷宝宝单独睡婴儿床还有另外四个方面的好处（颇具争议性），一是大人的呼吸不会影响宝宝周边的空气质量；二是能培养宝宝的独立性；三是易清理卫生；四是大人翻身不容易吵醒宝宝。

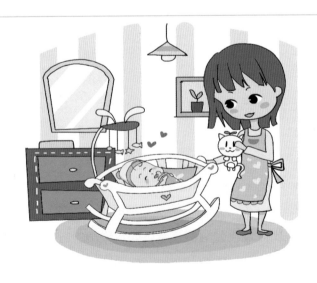

❶ 妈妈带着宝宝睡大床最大的好处是能增进母婴之间的情感交流，为宝宝建立安全感，这本应该是最原始、最自然的养育方式，特别是选择母乳喂养的妈妈，和宝宝同床睡还能方便照顾、喂奶、安抚，等等。很多带着宝宝睡过大床的妈妈可能都会有同感，宝宝爱侧向妈妈睡觉，睡着睡着不知不觉就向妈妈的方向靠过去了，甚至有些宝宝要枕着妈妈的臂弯才能甜睡，直到睡得很沉了妈妈才能偷偷地将手抽出去。这其实是两岁之内的宝宝应有的依恋与寻求安全感的具体表现，宝宝只有睡在妈妈身边、闻到妈妈的体味、随时能呼唤到妈妈才能真正安心。心理学家认为，儿时缺位的母爱和安全感如果不能及时弥补，在成年之后多数人都会出现一种寻求补偿的心理，严重的可能发展为恋母情结，等等。

❷ 妈妈带着宝宝睡大床两个最大的弊端就是大人容易压着宝宝以及宝宝可能滚落床下。

❀❀❀❀❀❀ 案例分享 ❀❀❀❀❀❀

　　一位书香门第的母亲自述，她的孩子是20世纪90年代少有的"照书养"的孩子，为了培养她的独立人格，妈妈从宝宝出生起便安排她自己一个人睡小床，长大后她的学习成绩很棒，但是不爱和人沟通，同时也不太与父母亲近，稍微亲近点便感觉别扭。到了晚上爸爸妈妈偶尔想让她在父母的床上睡觉聊聊天，她也不愿意，坚决要回到自己的小床上一个人睡。

　　让宝宝单独睡婴儿床或是由家长带着睡的利弊已基本分析清楚了，如果家长还是没把握也不必纠结，最折中的办法就是将婴儿床与大床对接（婴儿床是可以调节高度的，为了与大床实现无缝拼接，有网友提供了经验：用上门锁的合叶加上一个插销就能将婴儿床轻松固定在大床旁，白天拔出插销还能灵活推动婴儿床，婴儿床和大床如果有点高度差，可以采用自制长形抱枕的方法垫好）。有把握自己带孩子睡的家庭，最好采购一个防护栏，家长入睡之前最好将一床小包被隔在自己和宝宝之间，以避免睡着后压着宝宝。

四十三、看护人应掌握哪些日常护理小常识

宝宝的日常护理，并不只是让宝宝吃饱了睡睡觉这么简单，护理得当的宝宝生病少、不爱吵闹，有经验的人士一语道破天机：带得好的孩子哪儿都舒服，当然不吵不闹咯！宝宝的护理还得从细节着手，有时甚至需要采购些专业工具加以辅助。

1、为宝宝洗澡

冬天，宝宝每天至少洗一个澡。夏天出汗多的时候可以洗两个澡，早上一个晚上一个。由于宝宝新陈代谢比成人快，夏天时妈妈在晨起的时候常常会在宝宝的衣服上闻到汗馊味，为了防止细菌大量滋生，这时候就该换衣服或是洗澡了。为宝宝洗澡室温、水温都有讲究，室温最好在27℃~30℃。水温应该控制在37℃~39℃之间比较适宜，夏天37℃为宜，冬天水温可以稍高点。婴儿洗澡前应先洗头，正确的洗头姿势为：左臂夹住宝宝的身体，左手手掌托住头颈，手指顺势将两耳郭折起压住，轻按头皮，洗净抹乾（建议洗发水和沐浴露一周最多使用一次）。新生儿脖子短、体型胖，洗澡时要注意清洁脖子、腋下、腹股沟等的皱褶处，尤其是脖子（宝宝喝奶难免会流到脖子里形成奶痂，奶痂很容易酸腐变质腐蚀宝宝稚嫩的皮肤，一旦没有清洁到位，炎热的夏季可能一两天就溃烂）。

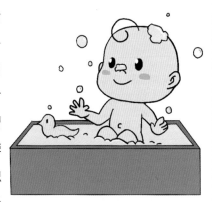

洗完澡将宝宝从水中抱出后要立即披上干燥而柔软的浴巾，要注意擦拭有皱褶的身体部位，比如耳朵、颈部、腋窝、肚脐、外生殖器、脚趾之间等（有的宝宝常常容易红肚脐眼，后来观察发现，诱因源自于洗澡后没有单独擦干肚脐）。

建议：洗发水和沐浴露一周最多使用一次

2、为宝宝剪指甲

宝宝的指甲长得很快，如果不及时修剪，不但藏污纳垢还容易抓伤自己。一般来讲，手指甲三天一剪较合适，脚趾甲一周剪一次较合适。为宝宝剪指甲时，家长一定要与宝宝的方向一致，反着剪指甲不容易控制，还可能伤到宝宝。

3、为宝宝夹鼻屎

前一辈的人听说宝宝还需要夹鼻屎大多表示惊讶，事实上，如今的环境已大不如以前，空气中含有许多尘埃，时不时地出现雾霾，生活在城市当中的宝宝常常容易因鼻屎导致鼻塞，从而影响宝宝的正常睡眠。

案例分享

乙齐亲身经历：宝宝出生49天时，傍晚为他完洗澡，在哄他入睡之后忽然发现他的鼻孔下方有一小条米色的东西，轻轻往外一拖，一条大概2厘米长的鼻屎从鼻腔中出来了。我又看看另外一边鼻孔，果然也拖出了一条长度相仿的鼻屎。或许是洗澡后湿润了鼻孔，这两根巨无霸才能顺利排出来。我琢磨着，难怪宝宝那段时间晚上睡不好觉，吃奶时呼吸声急促，有时鼻子里发出呼哧呼哧的声音。于是我开始关注这方面的问题，并采购了鼻屎夹。

宝宝夹鼻屎的频率与空气质量和季节风向都有关系：

例如，冬天刮北风的时候，我家宝宝的鼻屎会比较多，隔天就需要夹一次，夏天鼻屎较少，一周或几周夹一次就行了。

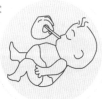

清除鼻垢、鼻涕

当宝宝睡觉或吃奶时，看护人感觉到宝宝呼吸有阻力，多数是因为鼻屎堵塞鼻孔造成的。这时，你需要等待宝宝睡着，找一个光线好的地方坐下，准备一杯温水、鼻屎夹、一支棉签、一张餐巾纸，先用棉签或直接用鼻屎夹沾点水，让鼻孔湿润，等待鼻屎软化后再轻轻地夹掉，再用纸巾擦拭夹子，通常要如此反复几次才能清理干净。夹鼻屎时最好一点点剥离，因为较大较硬的鼻屎往往外围湿润了里面还是硬的，有时拨开后还需要继续沾水湿润，切忌直接夹住往外扯，那样会夹到宝宝的鼻毛或伤到宝宝的鼻黏膜。通常，鼻腔清理干净后宝宝睡眠质量会提高不少。

4、为宝宝清理口腔

宝宝长牙以后，特别是开始有意识自己动手吃饭的时候就非常需要定期清洁口腔了。1岁左右是宝宝口腔炎发病率较高的时期，因为这时候的宝宝开始纯熟地用自己牙齿咬碎食物，牙缝中容易藏污纳垢导致细菌滋生，再加上宝宝乱咬乱摸，口腔容易出现伤口，为口腔炎症提供机会。因此，1岁左右的宝宝需要清洁口腔，清洁口腔的途径不单单只是刷牙。3岁以内的宝宝几乎是不可能通过刷牙将牙齿完全清洁干净的，即使是刷牙，主要目的也只是训练宝宝的好习惯以及粗略的清洁。最好的办法是：每天训练宝宝刷牙，但爸爸妈妈在每天睡觉前要观察宝宝，看看牙缝里面有没有残留的食物卡住（一般来说，如果宝宝白天吃了蛙肉、鸡肉、橙子等含纤维量较多的食物，多半会塞牙），如果有就一定要清理干净，没有就可以只刷刷牙漱漱口便入睡。每隔两三天为宝宝人工清洁一次口腔，准备一支棉签，一支牙线棒，用牙线棒弯钩一端轻轻去掉牙齿上较明显的黄色污垢，再用棉签擦拭干净，切忌使劲摩擦牙龈处。如果牙缝中有食物，就用牙线清理干净。

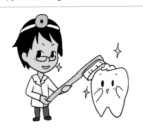
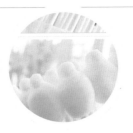
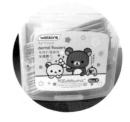

5、晨起、便后要为宝宝洗屁屁

早晨起床后，除了为宝宝洗脸漱口外，还需要清洁小屁屁。宝宝戴着纸尿裤睡了一晚上，小屁屁黏糊糊的，很多地方都粘了尿液，需要及时清洁。

6、喂宝宝喝温水

冬天，无论多大的宝宝都最好喝温开水。9个月以内的宝宝夏天仍需要喝烧开后放凉的温水，以防腹泻。

7、多准备几块手帕

如今很多家长为了省事儿，清洁宝宝的小手和屁屁都使用湿纸巾。要知道有些卫生纸和湿纸巾都含有荧光剂，即便湿纸巾相对合格，里面到底添加了什么我们也无法准确判断。因此，建议家长多准备几条不含荧光剂的手帕，在家时尽量使用手帕，外出不方便时再使用湿纸巾。

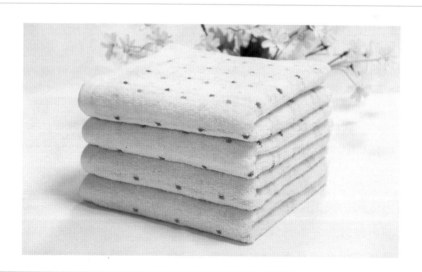

8、自己为宝宝剪头发

自己为宝宝修剪头发有几个方面的好处：一方面宝宝在家剪头发有安全感，事后可以及时洗澡；另一方面可以减少一些交叉感染，回避剪发用具、毛巾不清洁等问题；再则不去理发店可以避免染发剂等化学物品对宝宝造成刺激（尽可能让宝宝远离可能存在污染的区域）。妈妈们可以采购较正规的电推剪，一般电推剪都会配上不同长度塑料材质的调节动刀，既安全又可以根据需要选择调节动刀来控制修剪头发的长度。一般情况下，妈妈们试验一两次就能得心应手了。

9、夏季为宝宝防蚊

为宝宝防蚊尽量采用物理方法为主，晚上家里有蚊子不要选择熏蚊香，因为蚊香会对宝宝的呼吸道产生刺激，最好是采取挂蚊帐的方式。白天外出带一把扇子，不时地在宝宝周边扇扇风驱赶蚊虫，尽量不让宝宝到蚊虫多的草丛活动。

10、为宝宝准备合身的小被子

成人衣服讲究合身，宝宝的被褥也要讲究合身。大多数宝宝到了会翻身的月龄便开始拒绝睡袋，特别是夏天，宝宝睡觉时手脚都必须露在被子外面，如果睡觉时手脚受限，宝宝会感觉不舒服而频频苏醒。因此，夏天时妈妈们可以为宝宝多准备几种厚度大小不一的铺盖，如一件棉纱质地的浴巾、一条棉质的成人澡巾，几块棉质的大号宝宝尿布。根据室温调节温度，建议睡眠时间空调温度不要低于26度，最好保持27度为宜。宝宝尽量穿棉纱质的长袖衣裤睡觉，必要时套上双宽松的薄袜子，踢被子特别厉害的宝宝可系上肚兜。以上介绍的几种铺盖，即使叠着盖也不会感觉很重，通常宝宝夏天的铺盖不超过浴巾的长度便不容易被踢掉，反而会随着宝宝翻身而越裹越紧。冬季，妈妈们选择市面上的宝宝冬被即可。通常，宝宝冬天睡觉也照样会把手高高举过头顶，因此，一定要为宝宝挑选几件柔软和舒适的薄棉袄穿着睡觉。

四十四、宝宝到底怕冷还是怕热

在一些老人的观念里，始终认为宝宝特别是新生儿只怕冷不怕热，因此，民间有这种说法：襁褓里的孩子没有6月天，意思是新生儿不怕热。有些家长在大热天，为宝宝带上厚厚的帽子穿上棉袜，认为孩子的囟门一定要遮着，新生儿不管什么时候都要袜不离身。然而科学证明，宝宝不但怕冷，同样也怕热，防寒防感冒固然重要，但把握不住分寸将宝宝捂出毛病的家长也不在少数。儿科医生有句话：冷病好治，热病难医。家长们不能为了给宝宝防寒而忽略了宝宝散热的问题。

宝宝怕冷的同时又怕热，主要基于以下几种原因：

❶ 由于宝宝的体温调节中枢还不够完善

刚出生的新生儿身体很多功能还不完善，体温调节中枢也不例外。新生儿最适宜的温度被称为中性温度，当周围环境的温度低于或高于中性温度时，宝宝的机体会通过增加产热或散热来维持正常体温。但是，当周围的温度超过了宝宝机体的调节能力，便会造成宝宝体温过低或过高，所以宝宝不仅怕冷，也会怕热，宝宝的体温调节中枢系统直到宝宝3岁之前都还在发育的过程中。正因如此，在这里告诉大家一个小秘密：

每个宝宝都有专属自己的独特体温，因为宝宝体温的高低受诸多因素的影响，例如哭闹、进食、玩耍、室温过高、衣服太厚都可能使宝宝体温升高，而安静、饥饿、寒冷则可能使宝宝体温偏低，但体温如果超过37.5℃就要排除宝宝发烧的可能了。妈妈可以在平时宝宝身体状况良好的时候为宝宝测量几次，以便掌握自己宝宝真正的基础体温。

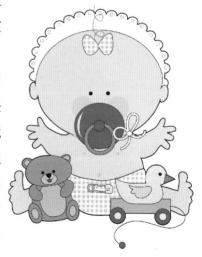

❷ 由于宝宝的身体表面积太小，热量容易进出

宝宝单位体重的体表面积是成年人的3倍，因此，体内温度比成年人更容易散发，也更容易受到外部环境的影响。同理：体积越小体表面积越大的食物需要加热或冷却的时间越短。当成人感觉冷时宝宝更冷，当成人感觉热时宝宝更热，因此要及时为宝宝添减衣被。

❸ 由于宝宝的皮下脂肪少、皮肤薄，体内热量容易传递到皮肤表面

这就是为什么宝宝身体被衣服覆盖的部分更不容易散热，皮肤温度也比大人高的缘故。

❹ 由于宝宝代谢旺盛，因此对环境的耐受性比成人差

例如，当外界环境的温度过高时，宝宝会通过增加皮肤水分蒸发而散热，由于新陈代谢快，当水分蒸发过度，体内的有效血循环不足时，宝宝就会发生高热，比如新生儿脱水热就是这种情况造成的。

综上所述，读者一定会对宝宝的体温调节能力有所担忧，心想：嫩娃娃就是难照顾。实际上，宝宝也有着自己调节体温的绝招呢！宝宝刚出生时体内便储存了大量的褐色脂肪，当遇到寒冷环境的时候体内的褐色脂肪就会自动分解转化成热量，维持正常体温。直到宝宝8个月大的时候，褐色脂肪已大量消耗。褐色脂肪能在寒冷的环境下对新生儿起到很关键的保护作用。我们偶然会看到类似的报道：某些弃婴在冬天寒冷甚至下雪的天气下被弃之户外，却坚强地活下来了，这与褐色脂肪有着密不可分的关系。

想要随时掌握宝宝是冷还是热，细致入微的观察很重要，正确估测宝宝冷暖的方法应该是：除了摸摸宝宝的手脚看看是否冰凉以外，同时还要摸摸宝宝的后颈部，因为宝宝有时候看似手脚凉凉的，也可能是出汗散热所致。而颈部有颈动脉，相对能如实反映宝宝的体温，且后颈部与背部连接，宝宝的背部最容易出汗，当宝宝在床上睡觉且睡姿不方便查看背部时，如果家长摸到后颈部有潮湿感说明宝宝在出汗。

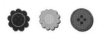

　　大多数经历过哺乳的妈妈都有这种感受：一喂奶就口渴，这种突如其来的干渴感有时甚至让人感觉到心慌慌的，必须立刻喝一大杯水才舒服。细心的妈妈会发现，这种感觉一般出现在每一股奶水突然大量涌出的瞬间，过一阵子感觉就消失了。有的妈妈觉得这种情况让自己很困扰，甚至去医院咨询医生。事实上，这种情形出现在哺乳期妇女身上是很正常的自然现象，其理论依据是：当乳母泌乳时，细胞外液渗透压升高，于是刺激下丘脑渗透压感受器，使之产生兴奋，兴奋传递至大脑皮质，促使乳母产生口渴的感觉，当乳母饮水量增加后便可促使细胞外液渗透压下降，口渴的感觉自然消失了。就常人而言，饮水是为了满足机体细胞的功能需求，饮水量不够会影响细胞活力。调查结果显示：当体内缺水1%时，人会感到口渴；缺水2%时，工作效率开始下降；缺水4%时，人会感到乏力、迟钝和情绪不安，对压力的耐受性下降，甚至还会感到恶心。而对于哺乳期妈妈来说，一旦饮水量不够，身体中的抗利尿激素会上升，最终将导致奶水减产、尿量减少。最好的办法是，哺乳期间若感觉口渴则应按需补充水分，这是乳母最好的补水契机，千万不要错过（乳母要尽量养成哺乳前准备好一杯水的习惯），千万不要认为撑一撑就过去了。因为细胞含水量的减少会进一步降低口渴的敏感度，尽管撑过去便不会感到口渴了，但实际上身体已经缺水。为此，建议哺乳期妈妈在不口渴时也要多喝水，可少量多次，这样可以缓解喂奶时的口渴感，日常饮食要注意多喝汤，多吃水果蔬菜，这样不但能让身体保持水分的平衡，保证充足的奶量，还可以令皮肤水嫩光滑，避免在哺乳期间因代谢不畅而使脸部长出黄褐斑。

　　宝宝满6个月之后妈妈可以逐渐开始考虑添加辅食了，辅食的添加需要遵循由少到多、由稀到浓、由单纯到混合、由细到粗、不强迫进食的原则，这样才符合宝宝消化系统发育等生理特点。看护人不要总是着急添加新的辅食种类，应每隔5～7天添加一种新食物，这样既有利于宝宝适应新接触的辅食，同时也方便排查一些可能导致宝宝过敏或消化不良的食物。一开始可以先添加蔬菜汁和果汁，等宝宝适应后再开始添加米汤、蛋黄等。通常而言，4个月添加果蔬汁，6个月时添加米粉或者米汤，7～8个月左右添加五谷根茎类，并开始尝试各种叶菜类和水果泥，8个月以后可以开始添加蛋、肉泥、肝泥等。

宝宝辅食

米汤
蛋黄

蔬菜汁
水果汁

五谷根茎类
蛋、肉泥、肝泥类

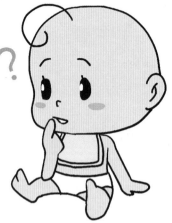

宝宝开始添加辅食了，一些家庭却由于年轻人和上一辈之间喂养观念的不同陷入了一场讨论之中：宝宝的父母听了同事或朋友的告诫，决定在宝宝添加辅食的过程中不让宝宝接触油盐。而宝宝的爷爷奶奶急了，不吃油盐哪来的力气，怎么也得加上一点儿。

其实，宝宝并非不需要油盐，而是6个月以内的宝宝从母乳和牛奶中摄取的天然盐分和油脂已完全能满足身体的需求。特别是喝牛奶的宝宝，牛奶中的盐分已经相当高了，为了宝宝能及时代谢这些盐分，宝宝甚至还需要多喝水，一旦看护人没有把握好，在宝宝的辅食中又添加了过多的食盐，这样对宝宝尚未成熟的肝肾功能来说是一种较大的负担。

中国营养学会对6个月以内的婴儿钠的每日推荐量是200毫克，换算成食盐是0.5克，而食物中其他成分也含有一定量的钠。因此，6个月内的宝宝辅食没必要添加食盐，以清淡饮食为主。6个月以后，可以考虑适当添加一些，但父母也不要以自己的标准来衡量饭菜的咸淡。我曾经在宝宝9个月的时候将0.5克食盐放在秤克重的电子秤上，以便掌握和控制辅食中放盐的总量，称过之后发觉，0.5克盐份量并不少，由于考虑母乳中已经有一定的含盐量，我们每日为宝宝辅食中添加的食盐都没有超过规定量的1/2。等到宝宝1岁以后才逐渐增加宝宝对食盐的进食量。但总的原则没变，还是以清淡为主。而宝宝的辅食中之所以要少油也是因为乳制品中所含油脂量很高，如母乳中脂肪含量就占了50%。宝宝进食过多的脂肪类食物，再加之进食乳制品，通常会加重胃肠道负担导致消化不良，最典型的就是宝宝的粪便，稀且闻起来有一股馊臭味。因此，6个月以内的宝宝辅食中不要加油，6个月之后的宝宝辅食中可以很少量地给点植物油，如用筷子滴上两滴茶油或麻油。

总之，宝宝饮食始终都应以清淡为宜，从小养成重盐的饮食习惯，长大后不容易纠正，而这种不良的饮食习惯容易引起心血管疾病，好的饮食习惯一定要从娃娃抓起。

四十八、请保姆看护宝宝有哪些注意事项

都说请保姆难，想要请到一名负责任的好保姆更是难上加难。如今，网络频现保姆虐待孩子的新闻、视频，这让打算请保姆或已经聘用保姆的家庭蒙上了一层心理阴影。那么，我们要怎样做才能既解决家庭的实际困难又能防止悲剧的发生呢，这里提供几条关于请保姆的参考建议：

① 最佳方案是以家人看护为主，保姆为辅

在家庭条件允许的情况下，最好是以家庭成员为主来看护照顾孩子，请保姆做一些杂事，例如做饭、洗衣、做卫生。这样的分工更安全，更有利于宝宝成长。

② 雇用的保姆要有育儿经验

如果看护者不能以家庭成员为主，一定要请有育儿经验的保姆。这一点很重要，一定要先了解保姆是否曾受聘看护过孩子，这样才能保证保姆有一定的育儿常识，若经过正规培训则更好。

③ 不要频繁更换保姆

宝宝与保姆之间有一个磨合和相互适应的过程，尤其是宝宝要与陌生人建立起信任依赖的关系需要时间，如果更换保姆太频繁，宝宝不但难以适应，还可能造成安全感缺乏。

④ 雇用前先为保姆体检

保姆与宝宝接触密切，保姆身体是否健康，是否携带传染病，直接关系到宝宝的健康。有的保姆从心理上不太接受体检，认为这是一种歧视，家长可以事先做好心理疏导，如用厨师举例，再小的饭店雇用厨师也是需要对方出示体检报告的，这不只是为了应付相关部门的检查，最主要的是为了公共健康安全着想。

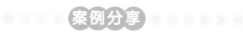

案例分享

> 一个不满周岁的女婴被查出患有真菌性阴道炎，家人都很纳闷。最后查原因，终于真相大白，原来保姆患有此病，在照顾宝宝期间每天为宝宝洗屁股，间接传染给了宝宝。

在看护宝宝期间，如果保姆患了传染病，也要立即停止工作，以防将疾病传染给孩子。

⑤ 不要相信保姆所谓的特殊能力

一位朋友很得意地告诉我，宝宝不吃饭谁也拿他没辙，这时，就必须由保姆出马，保姆将宝宝单独带到房间，然后让其他家庭成员先去用餐，不一会儿宝宝便乖乖地出来吃饭了。不得不提醒家长们，不要迷信保姆所谓的特殊能力，如果保姆隐瞒家长而对孩子采取了某种恐吓或体罚的措施会对宝宝的心理发育产生不良影响。

例如，保姆喂宝宝吃静心口服液的案例曾经轰动一时，引起了社会各界的广泛关注。无独有偶，此后类似的案例被频繁曝光。一位家长发现自从保姆来到家里，小女儿吃奶的次数少了，却又长得很胖。小女儿每天只吃4次奶，经常一睡就是四五个小时，有时甚至能睡六七个小时不醒，小女儿解的粪便里经常还有奶瓣。她一直很纳闷却又找不出原因。直到她翻看了奶粉食用说明书后才发现，原来保姆增加了奶粉的喂食浓度，女儿一直在过量食用奶粉。本来一勺奶粉兑60毫升水，这位保姆却是每勺奶粉只兑30毫升水。"奶粉加倍的好处就是宝宝不哭闹，而且长得快，显得保姆会带孩子功劳大"，这位家长说。据有关专家分析：千万不要小看过量喂食奶粉这一行为，刚出生不久的婴儿胃肠消化功能弱，而奶粉的主要成分是酪蛋白，不易消化。若宝宝长期食用过浓奶液会引起消化不良、大便干燥，严重的可引起坏死性出血性小肠炎。

因此可见，家长们对于自称有特殊育婴窍门的保姆还是要特别留意观察，掌握真相。必要的时候安装监控也不失是一种保护孩子，有效监督保姆的方法。从法律角度来讲，在自己家中安装监控，不属于违法行为，前提是不能拍摄对方隐私。

⑥ 夜晚尽量由家庭成员带宝宝入睡

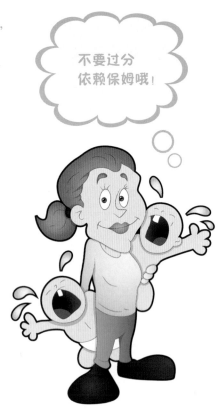

有的人认为，我花钱请了保姆难道还要我自己操心带孩子？事实上应该这样想，孩子的监护人始终是父母而不是保姆，保姆是请来协助照顾宝宝的，而父母的责任是不可推卸的。有的保姆，白天既要带孩子又要做饭，设身处地的考虑，保姆也是人，也会有倦怠和闹小情绪的时候。因此，建议家长们要给保姆多些理解与关爱，夜晚尽量由家庭成员带宝宝入睡，既放心又能让保姆好好睡上一觉，第二天可以更好地照顾宝宝。

⑦ 防止过分依赖保姆导致的"后遗症"

照顾和陪伴3岁以内的宝宝的确需要相当的耐心，如果宝宝的父母和其他家庭成员与宝宝的交流时间不够，过分依赖保姆，很可能会导致一些让人十分头疼的后果。当你发现并开始正视这些问题的时候，往往要花很多的时间、精力来纠正。如宝宝在练习说话的时候学会了保姆的粗话、口头禅、严重地方口音，有些保姆的不良习惯也可能被宝宝运用到生活当中。有的宝宝在不知不觉中对保姆的依恋尤胜父母，导致家庭关系看起来有些错位，最后令宝宝的父母哭笑不得。

不要过分依赖保姆哦！

一位朋友见宝宝与我的关系特别亲密，于是羡慕地说："宝宝真黏你，我儿子才懒得理我呢？"我不假思索地道："那一定是黏他奶奶吧？"朋友摇摇头："他每天跟着阿姨屁股后面屁颠屁颠的"。由此引发了我一连串思索，不得不说，值得庆幸的是，这位朋友家的保姆对待工作一定很认真负责，因为情感细腻且敏感的宝宝非常清楚谁对他好，若非如此，宝宝也不会整天黏着她。值得反思的是，宝宝之所以会天天黏着保姆，关键点在于家人陪伴的时间太短。对于成人来说一天的时间转眼即逝，而对于宝宝来说却在这期间接收了大量信息。其实，我这位朋友的妈妈天天在家照顾宝宝，由于过于专注宝宝的个人卫生和营养结构，她将经历都花在了为宝宝做辅食和清洁工作上，而把陪伴宝宝的工作交给了保姆，其实，陪伴对于宝宝来说才是最不容忽视的。

陪伴对于宝宝来说才是最不容忽视的！

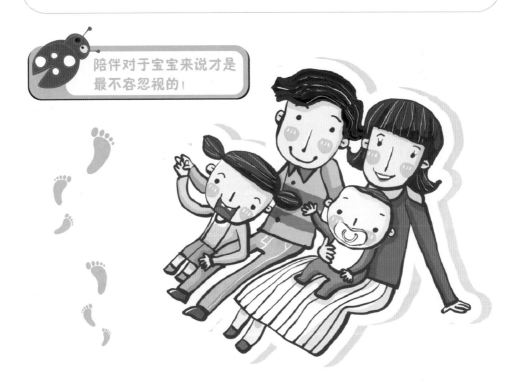

刚出生的宝宝由于颅骨的钙化不完全，骨缝尚未闭合，颅骨的形状非常容易通过外力的挤压发生变化，顺产的宝宝通常头型像是被拉长了，那是产道挤压所致，仔细观察可以发现，一两天之后宝宝的头就开始变圆了。中国传统的睡米枕，正是利用宝宝的这一特征，让宝宝仰睡在以大米为填充物的枕头上，希望能让宝宝睡出一个后脑勺略扁的头型。很多老人认为女孩子头型略扁扎马尾辫子漂亮，男孩子头型略扁显得虎头虎脑。但是，新的研究结果表明，孩子的头型圆润对孩子的小脑等脑组织的发育更为有利。宝宝长时间仰卧在传统的较硬的米枕上反而易造成偏头、扁头、方颅、宽面额。由于宝宝的后脑勺长期在米枕上摩擦，易出现较为明显的枕秃。且长期睡较硬的枕头容易压迫宝宝后脑勺的血管，影响血液循环，一定程度上阻碍了宝宝的脑部发育。长期仰卧还会使宝宝在呕吐或溢奶时发生窒息的概率增加。因此，有些发达国家建议家长采用帮助宝宝仰卧、俯卧、侧卧交替的看护方式，我国过去曾认为俯睡容易引起小儿窒息，其实新生儿本身就有防御能力，当手脚不被束缚，能自由活动时，在婴儿脸朝向一侧俯睡时，会本能地将口鼻露出来，再加上合理的看护，一般不会有问题。

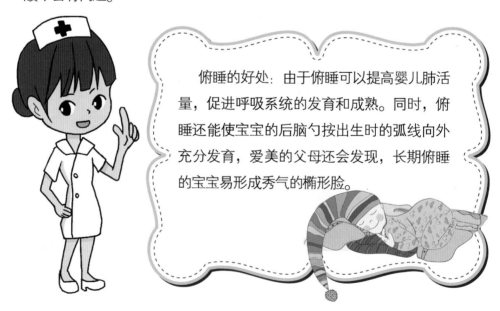

俯睡的好处：由于俯睡可以提高婴儿肺活量，促进呼吸系统的发育和成熟。同时，俯睡还能使宝宝的后脑勺按出生时的弧线向外充分发育，爱美的父母还会发现，长期俯睡的宝宝易形成秀气的椭圆脸。

因此，根据专家建议：新生儿出生后的前3个月可不使用枕头，因为新生儿的脊柱颈段基本是直的，甚至稍微向后突，不使用枕头睡觉可使宝宝的背部与后枕骨处在同一平面上，使背部肌肉更松弛、舒适。当宝宝3个月大的时候，脊柱颈段开始出现向前的生理弯曲度，建议使用高度为3厘米以下的小枕头。枕头宜软硬适中、舒适透气。宝宝的睡姿应采用几种姿势交替进行，不能每天总固定一种睡姿。一般在有人照料时宝宝可以常常调整为俯睡，晚间无人照料时最好采用仰卧睡姿。实际上，即便是在晚间无人照料的时候，已经学会翻身的宝宝也能按照自己的舒适程度自己调整睡姿，因此，正常情况下家长无需过分干预宝宝的头型。

由于宝宝颅骨的形状非常容易受外力的影响而改变：长期抱在怀里的宝宝容易将后脑勺睡得很尖，俗称"坝脑壳"；总是侧一边睡的宝宝容易将头型微微睡偏；睡米枕的宝宝总侧一边睡，头型可能会偏得很厉害。这时，父母可能会非常着急。其实，小月龄的宝宝稍微睡偏头的情况很多见，这种情况大部分都会随着宝宝月龄的增加自然调节好。但非常严重者还是需要一定的干预，以下几点建议供家长们参考：

① 让宝宝仰着睡趴着玩
② 宝宝睡着后妈妈帮助宝宝偶尔变换睡姿
③ 通过改变玩具或宝宝感兴趣的物品的摆放位置吸引宝宝变换睡姿
④ 通过改变妈妈睡觉时的位置吸引宝宝变换睡姿（宝宝睡觉喜欢面朝妈妈睡觉）
⑤ 改变长期让宝宝枕在手臂上睡觉的习惯
⑥ 使用枕面填充薄薄一层决明子的枕头，枕头稍微有点硬度更有利于调整头型

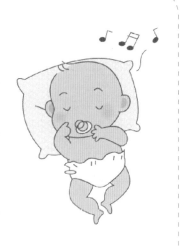

总而言之，选择恰当的枕头、合适的睡姿，可以使宝宝的头脑更聪明，头型、脸型更自然靓丽。

五十、如何培养宝宝的语言能力

宝宝语言能力的发展是由听力、智力、发声器官的发育情况决定的。宝宝的语言能力除了天赋之外，更重要的是靠家长有意识地后天培养，即采用朗读的方式来培养宝宝的语言能力。这里的朗读不是指的照书念，而是家长有意识地通过情景与表达不断刺激宝宝语言能力的成长发育。也有些家长反映：我们平时在家也会刻意地对着宝宝说很多话，可是宝宝就是不愿开口，是不是宝宝没有语言天赋。其实，宝宝的每一个进步都是相较自己而言的，父母不要总是拿自己的宝宝和别人家的宝宝比较，只要宝宝的语言能力和过去相比有了很大的进展，父母就应该感到欣慰。除此之外，掌握好朗读的方法也显得尤为重要，以下几种方法可以为家长们提供一些参考：

1 变身"话唠"情景教学

父母要尽量抽空带宝宝外出，让宝宝多接触大自然和新鲜事物，在激起宝宝好奇心和求知欲的同时抓紧时间为宝宝朗读。不管宝宝能否听懂，家长都要耐心地描述，越形象越细致效果就越好，因为此时的目的不是要让宝宝听懂你的意思，而是要为宝宝营造一个适合学习的语境，例如：出门看见房子告诉宝宝这是高楼大厦，看见倒影告诉宝宝为什么水中会形成倒影，等等。渐渐地，你会惊喜地发现，宝宝竟然这么小就能理解一二了。

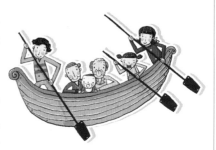

2 让宝宝的发声得到积极回应

宝宝最初的发声是需要勇气和鼓励的，当宝宝张口说话的时候家长要报以专注的微笑或回应，让宝宝找到继续学习语言的动力与自信。想要宝宝早早地开口说话，家长们一定要积极为宝宝营造一个自然、轻松的语言环境，这样宝宝才会想说、敢说，而不是感到怯懦或畏难。

3 帮助宝宝从哭过度到用语言表达来实现自己的目标

在学会说话之前，宝宝与人沟通的方式就是啼哭或发出"咿咿呀呀"的声音，也就是牙牙学语的阶段。为了鼓励宝宝从哭的方式渐渐过度到用语言表达来实现自己的目标，家长可以进行有意识的训练，例如，宝宝想要喝水时，可能首先想到的表达方式是指着奶瓶哭叫，这时家长就要乘机反复诱导宝宝说出喝水两个字。一旦宝宝有了类似的发音，家长马上要做出积极的反应，让宝宝达到目的。时间长了，宝宝很自然地形成了语言反射，看到水瓶首先想到的便是说话而不是哭闹。

4 宝宝说话首先从模仿开始

模仿是宝宝的天性也是宝宝最初、最有效的学习能力之一，宝宝学习语言同样也离不开模仿。早期宝宝常常会专注地盯着家人的脸看很长时间，这是宝宝在观察和模仿成人的表情，这时家长可以乘机教会宝宝认识五官。接下来宝宝又发现人们说话时嘴唇会有变换出不同的形状，于是宝宝便开始模仿成人说话。由此可见，宝宝开口说话是建立在模仿成人基础上的。因此，家长要乘着宝宝在观察你面部表情的时候多为其朗读，而不要认为电子产品可以成为宝宝语言教学的替代品。

案例分享

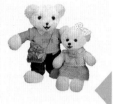

两位年轻父母平时工作很繁忙，抽不出时间教宝宝学说普通话，而家里的老人家乡口音特别重，于是他们想出了一个"妙招"，从商店购买了一台故事机，心想故事机里的普通话多标准呀。同时，他们还叮嘱老人平时少和宝宝说话，结果时间慢慢过去了，宝宝一天天长大，却始终不开口说话。小两口着急地把宝宝带到各地检查，最后得出的结论是，宝宝一切正常，就是缺少模仿与学习的机会。

5 父母不能常用儿语与宝宝交流

宝宝刚刚学习语言的时候由于能力有限，常常会用重复的单音节来表达想法，例如：饭饭、车车，等。这是每个宝宝学习语言时必然会经历的过程，而父母模仿宝宝使用儿语与宝宝进行交流，一方面是因为这种交流方式容易与孩子亲近；另一方面则是在向宝宝表达着平等的概念。家长偶尔使用儿语有助于与宝宝的情感沟通，但过多使用儿语则阻碍了宝宝语言能力的发展。因为宝宝的语言能力是通过不断模仿和获取周边的语言信息来逐渐成长的，如果父母反复使用儿语频率过高便无法还原表达现实生活中的语言，从而培养出宝宝不良的语言习惯。因此，在平时生活当中父母就要尽量用成人的规范语言来与宝宝交流。如果能让宝宝长期接受规范语言的熏陶，宝宝很自然地就会养成正确表达的好习惯。

6 把握宝宝学习语言的敏感期

1岁左右的宝宝大脑正处于高速成长发育的阶段，能高效地获取外界的信息，因此，这个年龄段的宝宝对语言的理解和模仿都处在敏感期，父母要好好把握这个时机，一旦错过了这个关键时期，或许会造成宝宝语言能力发展迟缓的后果。

总之，宝宝语言能力的培养是一个日积月累的过程。只要家长们坚持采用正确的方法，耐心且频繁地与宝宝沟通、交流，宝宝一定能很快学会正确的语言表达。

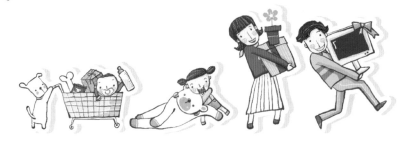

近日，因某些品牌的面膜及护肤品含有荧光剂，致使长期使用这类产品的消费者在紫光灯下可检测发现面部皮肤含有大量荧光剂，这一事件引起了社会各界广泛关注，同时也引发了网友对于荧光剂的热议。

什么是荧光剂

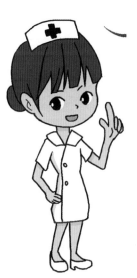

荧光剂是一种荧光染料，或称为白色染料，也是一种复杂的有机化合物。它的特性是能激发λ射线产生荧光，使所染物质获得类似荧石的闪闪发光效应，使肉眼看到的物质很白，达到增白的效果。人体如果摄入超标荧光剂，无论是消化系统还是皮肤都会造成轻微的毒性，一般情况下人体自身能排出且无不良反应，但对于新生儿或正在快速发育的宝宝来说还是有一定影响的。为了安全起见，妈妈们应尽量减少宝宝接触荧光剂的机会，以防过量荧光剂影响宝宝健康成长。

首先，我们需要详细了解哪些日用产品可能含有荧光剂。通常可能添加荧光剂的产品有：卫生纸、纸尿片、纸尿裤、湿纸巾、卫生巾、溢乳垫、浅色服装或布料、布料制作的玩具、食品包装用纸、一次性塑料杯、纸面碗、纸面杯、矿泉水瓶、唇膏、面膜、美白祛斑产品、洗衣粉、洗衣液、香皂等。

其次，不同产品荧光剂的含量也不一样，用紫外线光进行检测时，"蓝光"越明显说明荧光剂含量越高。

再则，含有荧光剂的产品又分为可迁移与不可迁移两种，可迁移的顾名思义就是产品中的荧光剂可通过接触吸附于人体。含不可迁移荧光剂的产品基本对人体无害，反之，含有可迁移荧光剂的产品使用过量，对人体是有害的。通常，质量检测部门会使用检测方法做荧光剂的可迁移实验检出不达标的产品，由于妈妈们不具备这种实验条件，所以应尽量为宝宝选购不含荧光剂的产品。

下面为妈妈们提供一些参考意见：

① 购买一支紫外线光灯（外形酷似小手电，简称紫光灯），采购婴儿用品的时候随身携带，在决定购买之前先用紫光灯照照看是否发生荧光反应。这是最直接有效的办法。

② 清洁宝宝的衣物不要用没有标明不含荧光剂的产品，因为，市面上的衣物洗涤产品通常都添加了荧光剂，且为可迁移荧光剂，原本不含荧光剂的衣物也可能被污染且很难去掉。因此，妈妈们可以挑选标签说明中明确标示不含荧光剂的，如一些宝宝专用洗衣皂、洗衣液等，也可使用强生婴儿皂或最原始款的黄色洗衣皂来替代。

③ 由于尿片、纸尿裤、溢乳垫、湿纸巾是宝宝和妈妈长期贴身使用的产品，购买时最好挑选值得信赖的品牌，这几样东西尤为重要，妈妈们应尽量用紫光灯检测后再使用。

④ 不要让宝宝用一次性纸面碗或杯子喝水、吃饭，因为纸面碗或杯子的外层通常含有荧光成分，若宝宝不慎舔食外层就会将荧光成分吃到肚子里去。

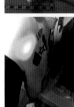

⑤ 妈妈们尽量避免使用含有荧光物质的唇膏、面膜、美白祛斑产品，宝宝和妈妈亲密接触后难免会沾染上。

　　每个宝宝断奶时的状况都会有所不同，有些宝宝到了1岁自然就不吃奶了，这种自然断奶的过程自然是最好的，但也有些宝宝持续哭闹，心瘾难戒，有科学实验证明：母乳中含有一种类似于大麻的物质，容易令宝宝成瘾。这就不难理解为什么宝宝戒奶如此困难了。更何况宝宝自生下来就一直习惯于喝母乳，要改变这一习惯，万万不能操之过急，一定要在断奶的前一段时间让宝宝逐步形成以其他食品为主的饮食习惯。老人们常说孩子不能在夏天断奶，否则会患上"奶痨"，所谓的"奶痨"其实是宝宝在断奶之后由于无法及时、合理地补充乳制品和添加辅食，造成宝宝长期营养素摄入不足，最终导致宝宝在一段时间内体弱多病、萎靡不振。

为了避免这种情况的发生，同时也为了宝宝和妈妈能顺利度过断奶期，给妈妈们提几点建议：

● 1、避开酷暑而选择春、秋两季断奶

　　千万不要在夏天为宝宝断奶，因为夏天气候炎热，宝宝胃肠道消化功能减弱，宝宝食欲较弱，如果断奶后给孩子添加过多的辅食，就容易引起宝宝消化不良，甚至发生腹泻等胃肠道疾病。同时，母乳水分充足，如果宝宝在断奶后情绪不佳导致喂水、喂牛奶困难则极易造成身体脱水。

● 2、不要在宝宝患病期间断奶

　　因为宝宝患病期间抵抗力差，身体很虚弱，消化功能也不好，如果这时断奶，必然影响身体的康复，甚至加重病情。

● 3、不要采取强迫、恐吓的手段使孩子断奶

　　一些传统做法并不可取，如在妈妈的乳头上涂辣水、风油精等带刺激性的东西，这种强迫手段会使宝宝的情感受到伤害。应该把辅食做得色、香、味俱全，使宝宝爱吃，喂奶期间为宝宝准备好宵夜以防宝宝夜间突然肚子饿，久而久之，宝宝就会慢慢适应新的事物结构。

4、宝宝断奶期间要加强护理

宝宝断奶期间看护人要多注意观察孩子的大便是否正常，体重是否减轻，若发现异常应及时想办法，不能听之任之。有的宝宝已开始添加辅食，可能会坚持拒绝进食配方奶，此时家长应为宝宝加强营养（特别是蛋白质的供应），不喝奶之后宝宝很容易产生饥饿感，家长应根据宝宝的实际情况考虑加餐。

5、断奶期间要多分散宝宝的注意力

宝宝刚刚断奶时对于母乳会特别牵挂，只要稍微一无聊或是感觉不舒服，首先想到的就是要喝妈妈的奶，此时家长要多分散宝宝的注意力，例如增加宝宝去游乐场或室外玩耍的时间、多留几个亲人在家陪伴宝宝、放儿歌给宝宝听，等等。

6、尽量采用妈妈陪同的断奶方式

断奶期间妈妈不见了，宝宝的情感容易受到伤害。在宝宝断奶的过程中妈妈可采取稍微回避的形式，如改用其他家庭成员陪伴宝宝睡觉。妈妈即使夜里不在家睡觉，白天也要挑个宝宝精神状态好的时间抽空回家陪宝宝玩耍。

7、妈妈回奶的方法要科学

回奶的方法主要有两种：　　　自然回奶　　人工回奶

一般而言，哺乳时间尚不足10个月就打算回奶的乳母，由于在此时间段产乳量充足，可采用人工回奶方法：

①用生麦芽煮水，每次60～90克，每日一剂，连服3～5日。

②用布口袋装上敲碎的芒硝250克，敷于两侧乳房硬块处，湿硬时更换布袋，同时再补充一些消耗掉的芒硝。

③维生素B₆200毫克，每日3次口服，连服3～5日。

④食用动物肝脏，如猪肝。

⑤采用西药或激素回奶，如溴隐亭、雌激素等，若无特殊情况不建议使用。

哺乳时间长达10个月至1年以上的乳母，奶水充足者可采用人工回奶，若奶水不充足，则可以使用自然回奶的方法。自然回奶时切忌盲目地采取所谓的"速效断奶法"，即乳房胀痛得很厉害也不采取任何措施，那样可能会使乳母患上乳腺炎。自然回奶时，应有意识地故意推迟每餐的哺乳时间以达到减少喂哺次数逐渐回奶的效果，如果期间出现严重的涨奶，一定要用吸奶器吸掉一小部分乳汁，千万不要操之过急。通常自然回奶的时间会稍长，大概半个月才能完全回奶。

◎ 8、分清宝宝"罢奶"与"自然断奶"之间的区别

妈妈们应学会分辨宝宝到底是"罢奶"，还是准备好了要自我断奶，不要轻易就做出"断奶"的决定。一般情况下，1岁以上的宝宝突然不吃奶了可视为"自然断奶"。若是1岁以下的宝宝，在没有任何明显理由的情况下，突然减少母乳的进食量，则应考虑宝宝是否"罢奶"，即生理性厌奶。生理性厌奶通常持续一段时间之后，随着宝宝运动量增加，消耗增多，食欲会逐渐好转恢复奶量。

五十三、宝宝为啥总是挠耳朵

宝宝任何一个异常的举动都牵动着父母的心，宝宝老是挠耳朵也不例外。很多1岁以内的宝宝都有过总是挠耳朵的经历，当宝宝不明原因总挠耳朵的时候妈妈们不要着急。

首先应排除病因性挠耳朵：

注意观察宝宝的耳朵附近是否长有湿疹，如果有的话，使用湿疹膏后会缓解瘙痒症状，宝宝的抓挠动作会有所减少。

待宝宝睡着后用手电照明观察宝宝耳内是否有耵聍栓，即较大的耳屎结块。如果发现有，要带宝宝到专业的耳鼻喉科进行处理。

注意观察宝宝是否患有中耳炎。由于宝宝太小不会表达自己的感受，一旦出现烦躁不安、哭闹不止、抓耳挠腮的体征时，便要想到中耳炎的可能。不要等到出现耳朵流脓的典型症状（初为血水脓性，以后变为脓液）才去就诊。同时要提醒看护人，帮宝宝洗澡时注意不要让水流进耳朵，否则可能会引发中耳炎；宝宝溢乳时不要让宝宝平躺，一旦奶水流进耳道便容易滋生大量细菌从而引发中耳炎。

有听力缺陷的宝宝也会出现挠耳朵的症状，但这种情况较为少见，通常情况下医院都会为新生儿做听力测试。

排除以上四种病理性挠耳朵，如果宝宝还在挠耳朵，妈妈不妨检查一下宝宝的头发是否该修理了，生活中大部分1岁以内的宝宝挠耳朵都是头发太长刺激耳部皮肤瘙痒导致的。另外还要定期给宝宝剪指甲，避免宝宝抓破耳廓。

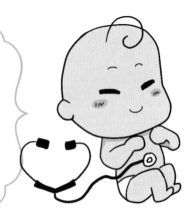

每一位刚出生的宝宝都是天才，因为他们都具有超凡的学习能力和适应能力。从宝宝大脑发育的特点来分析：当宝宝还是胚胎的时候大脑的发育已从胚胎顶尖上的几个细胞开始了，短短数月内便发展出2000亿个脑神经细胞。它们彼此竞争以争取与发育中的身体各部分建立联系。这种庞大的过量生产是必需的，它能确保足够的脑神经细胞发展出新的技能。脑神经细胞的学术名称是神经元，大脑的运作依赖于神经元之间的连接网络，接触点称为"触突"。一个出生不久的婴儿，其脑中新增加的神经元之间接触的速度，可以高至每秒钟30亿个接触点。出生后8个月，一个婴儿的脑内会有约1000万亿个接触点，之后这个数字会逐渐减少，未能与外面世界建立联系的网络会消失。所以说，在0~3岁期间是孩子与外面世界建立联系的网络的最佳时期，奠定了一个人思考、语言、视力、态度、技巧等能力的基础。随着孩子慢慢成长，到大概12岁左右时大脑里的"触突"会下降至约500亿个。"触突"的产生及消失，由思考上的刺激来决定，这也是大脑能力提升的来源。科学证明，在多刺激因素环境下成长的孩子，比在缺少刺激因素环境下成长的孩子的脑神经连接网络数会多出25%，这就是造成智商差异的原因之一。

从以上分析不难看出，宝宝越早接受教育越能发挥其潜能，而错过了最佳学习期的宝宝可能要花更多的精力和时间来弥补，最终效果却不一定尽如人意。按照卡尔·威特的儿童天赋递减法则来解释，如果孩子的潜能有100分，在他刚出生时进行适当教育，长大后他可能会成为具有100分潜能的天才；如果在孩子5岁时教育，即使教育达到最佳效果，他的潜能也只能发挥到80分；如果在孩子10岁时才开始教育，他的潜能最多只能发挥到60分。为了让大家更形象地理解，我搜集了几个非常典型的事例：

例1、宝宝学习吃固体食物的最佳学习期

　　据一位医生讲述，曾有个1岁多的宝宝到医院看病，宝宝的病因非常特别，总是学不会吃固体食物。由于宝宝的父母工作繁忙便交由奶奶代为看管，在宝宝6个月大的时候，一次添加辅食的过程中，因为食物颗粒稍大噎得宝宝发生了呕吐现象，从此，奶奶再也不敢喂固体食物给宝宝吃了，所有辅食统统研磨成流质。结果宝宝错过了学习吃固体食物的最佳时期，都1岁多了还是一吃固体食物就噎着，最后医生给出的结论是：由于宝宝错过了吃固体食物的学习时间，只能继续吃流质食物，等到下一个学习时机的到来，即2岁之后牙基本长齐时再来学习吃固体食物。

例2、被动物"收养"的孩子错过了最佳学习期

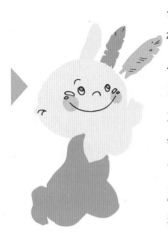

　　人类孩子被动物收养的事例并不鲜见：被狼收养的孩子称为狼孩，行为模式与狼无异；被大猩猩收养的孩子被称为野人，行为模式与大猩猩无异。他们都有一个共同的特点，再融入人类社会非常艰难，其中最大的问题就是他们的学习障碍。英国一位从小被大猩猩收养的野人，20岁之后回到了人类社会，由于错过了最佳学习期，他整整用了10年时间才勉强学会说话、自己穿衣服和双腿直立行走，在他身上同时还保留了部分大猩猩的习性，如用吼叫来表达自己的意愿。

例3、动物宝宝也有最佳学习期

小鸡在出生后的4天内必须学会分辨母鸡的声音，然后紧紧跟随母鸡，如果在小鸡出生后的4天内没有见到自己的妈妈，也没有听到妈妈的叫声，那么这只小鸡学习跟随母鸡的潜能便会消失，即使几天后又重新再和母鸡见面，它却再也无法学会跟随母鸡的这项技能了。

小狗在一定的生长期限内有学习埋藏食物的潜能，如果在这段时期内不让小狗接触可以埋藏食物的沙土，小狗埋藏食物的潜能也会消失。

上述事例说明，父母必须早早地为宝宝创造更多的学习机会，让宝宝的潜力得到充分发挥，而不是只满足宝宝的食欲却忽视了宝宝的求知欲。同时，宝宝的学习不能仅限于早教课堂，父母与宝宝的及时交流、生活技巧的传授、自然和人文知识的寓教于乐才是上上之策。任何事情，没有宝宝学不会的，只有宝宝不感兴趣的。因此，结合游戏教授知识便是最有效的教育途径。不要总认为宝宝还小，什么都不懂，其实，知识或经验是需要积累到一定程度后才能运用和暴发的，通过日常事物对宝宝的反复刺激，突然有一天你会惊讶地发现，宝宝仿佛一瞬之间什么都懂了。

总之，让宝宝在快乐和多刺激因素的环境下成长，家长反复引导、有问有答，同时鼓励他们多思考问题，宝贝们将会变得越来越聪明。

宝宝在快乐和多刺激因素的环境下成长，会变得越来越聪明

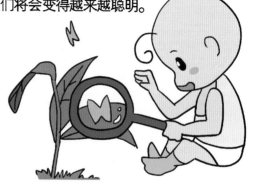

五十五、安全防护如何适应宝宝年龄的增长

人们常说孩子是摔大的，按理说宝宝在成长过程中的确免不了磕磕绊绊，但作为家长，适时地采取安全防护措施才能使宝宝尽量少遭受不必要的伤害或是悲剧的发生。随着宝宝一天天长大，他们的行动能力也在逐渐增强，这就需要家长的防护措施能够跟得上宝宝成长的脚步。

① 学会翻身前的宝宝

在宝宝学会翻身之前，最大的问题就是防止窒息。首先，母乳喂养宝宝的妈妈们在夜间喂奶时一定要保持清醒，因为充盈的乳房容易堵住宝宝的口鼻，小宝宝还没有自己翻身挪动的能力，容易造成窒息。因此，妈妈们在半夜喂奶的时候千万不能独自睡着，最好的办法是坐起来喂。其次，应防止宝宝因溢乳使奶液反溢入气管导致窒息。这就要求家长们在宝宝刚喝完奶后抱起来拍嗝，然后在怀里斜抱一会儿之后再让宝宝侧卧于床上。另外，当宝宝独自在床上睡觉的时候，看护人不要远离他，尽可能隔一会儿就去看看，以防宝宝哪天突然学会翻身压住口鼻。同时清理好宝宝周围有可能导致窒息的物件，不要让宝宝接触到。如塑料袋、防水的围兜等。

② 长牙后的宝宝

宝宝长牙前后也是一个容易被忽略的分水岭，这个月龄的宝宝最爱干的事就是捞着东西便往嘴里塞。随着小门牙的冒出，宝宝的咬合力大大增加，这时候以前的一些安全玩物可能变得不安全，例如：带有塑料纸外包装的瓶子，没长牙之前宝宝或许常常玩洗干净的小酸奶瓶，而当宝宝刚刚冒牙的时候家长还没意识到危险，这时再让宝宝玩，宝宝很可能把瓶子上的塑料纸啃下来吞进去，这种情况下很容易噎着宝宝。因此，当宝宝刚刚开始长牙的时候，家长就要开始重新审视宝宝身边的玩物了。顺便提醒大家，不管宝宝有没有长牙，小颗粒的物品绝不能让宝宝放进嘴里，如玩具小零件、坚果、扣子等。因为每年由于异物吸入气管送进医院的孩子数不胜数。

❸ 学会翻身后的宝宝

学会翻身后的宝宝很容易从床上跌落，家长不要认为床不高，跌落没有危险。其实宝宝从高处跌落时潜在着很多危险，如宝宝跌落时的体位，是否是脑部先落地。床下是否有尖锐物品，比方说，最常见又最容易被忽略的尖锐物品便是手机充电器，很多家长喜欢将充电器放在床头柜上，一不小心可能掉落在地上，如果这个时候宝宝从床上跌落，恰巧充电器的金属面朝上，后果不堪设想。

❹ 常常乘车的宝宝

伴随着我国汽车普及率的提高，交通安全尤其是孩子的交通安全已经成为汽车时代的大问题。孩子在交通事故中往往是最容易受到伤害的。因此，家长们必须要了解宝宝乘车的注意事项。首先，不要带着宝宝坐前排的车座。其次，尽可能地为宝宝提供质量过关的安全座椅。另外，在没有安全座椅的情况下，家长自己要系好安全带然后再将宝宝抱在怀里保护好，千万别任由宝宝乱爬。许多家长反映宝宝不愿坐安全座椅怎么办，可以试试以下办法：①早早地将安全座椅买回来，让宝宝当玩具玩一段时间，消除宝宝对安全座椅的陌生感和戒备心理。②从短途到长途，让宝宝慢慢适应。③买一些模仿类的玩具，如玩具方向盘等装在安全座椅周围，令宝宝对安全座椅感兴趣。④如果宝宝再大点便可以采用讲道理的方式，每个宝宝都爱出去玩，你可以告诉宝宝只有坐到安全座椅上才能出发去目的地。再则，不要让宝宝的身体部位伸出窗外，比如手和脖子，以免被车窗或天窗卡住。最后，当宝宝开始玩车门把手时记得开启儿童锁，不要小瞧宝宝，一个1岁多的宝宝便能毫不费力地在汽车行驶的过程中将车门把手拉开。

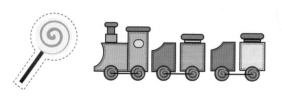

大多数宝宝8个月左右便开始练习爬行，这时候家长可以开始购买防撞条和防撞角了，尽管宝宝此时有了行动能力却不懂得避开障碍物，极易撞头。只要我们将家具四边的尖锐棱角都包裹好了，便可以放心大胆地让宝宝练习爬行了。

⑥ 学会走路后的宝宝

宝宝学会走路之后家长们顿时觉得轻松不少，不用再整天弯腰驼背地扶着宝宝姗姗学步了。宝宝开始自由了，与此同时问题也就来了。在好奇心的驱使下宝宝会去接触一些危险事物，如果事先没有防备，危险可能就在一瞬间发生。所以，此时的宝宝不但不能离开看护人的视线，更要加强安全保护措施。首先，尖锐物品和利器不能放在宝宝所能接触到的范围内，刀具、剪刀、针线盒、钉子要藏在高处，且家长不能在与宝宝平行的高度使用这些利器如：某位宝宝的爸爸蹲在地上正在使用剪刀，这时宝宝跑过来观看，在猝不及防的情况下，宝宝突然挥动小手拍在剪刀尖尖上，顿时扎伤了手。还有一位爸爸从厨房走出来，手里拿着水果刀，不明情况的宝宝突然扑过去，后果可想而知。其次，不要在宝宝够得着的地方放置重物或高温物品，砧板等不稳固的重物不要侧放于低处，可置于灶台内侧。开水瓶要放置于茶水柜内侧，盛放有热水、热汤的杯碗不要放置在餐桌边沿。再则，携宝宝外出时要注意一些自动化控制的旋转门、玻璃门，以及自动扶梯、电梯、喷泉等，千万不能让宝宝独自靠近，以免发生危险。另外，不要让宝宝光着脚丫进入卫生间和厨房，这两处地板湿滑很容易导致宝宝摔跤，且有些家长会习惯性地在厨房地面上偶尔会放些炒菜锅、高压锅等金属制品，卫生间的浴缸一角也是非常危险的，因此，当宝宝赤脚在家玩耍时要记得将厨房和卫生间的门关上。最后，还要提醒各位家长，不能在没有看护的情况下让宝宝边玩边喝水或手里拿着尖锐物品奔跑(如笔、筷子等)，否则在摔下同时可能会被严重挫伤。

大部分宝宝长到1岁多时就已经开始不满足于只在平地走走了，他们开始体验攀爬和登高带来的惊险体验。于是，现代都市林立的高楼也成为了育儿隐患之一，这两年，孩子坠楼或悬挂窗外等待救援的报道频现。为了宝宝的安全，建议家长们在阳台和窗户外安装间隔细密的防盗网，既不影响阳台外观也安全放心。如果家长认为自家的孩子看护得较好不需要安装防盗网，那么也要注意家中摆设，最好不要在阳台和窗边摆放桌椅。

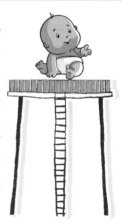

 五十六、为什么不能把宝宝单独留在车内

家长为了让孩子舒适一些，办事时把孩子留在车里，或停车纳凉、在车上睡觉，这样其实都是非常不安全的，殊不知这一举动很可能酿成大祸，具体原因有以下几个方面：

◎ 1、熄火密闭的车内空间会造成缺氧

大部分人都知道汽车在熄火后，如果门窗紧闭车内是没有氧气进入的，这种情况下将宝宝留在车内会造成宝宝缺氧窒息。但是仍有小部分人不清楚这一情况，如年纪较大没有驾驶经验的老人。因此，家长若将孩子托付给老人看管时，即便时间不长也应交代清楚注意事项。

◎ 2、可能造成一氧化碳中毒

很多家长可能还不知道，车辆停驶状态下如果长时间开空调，发动机运转所产生的一氧化碳聚积在车内，加上车里人呼吸排出二氧化碳，时间一长便可能中毒。尤其是夏季，天气闷热，汽车内空间狭小，又密不透风，更容易发生中毒事件。所以，不要认为汽车是发动的就可以停在一处呆很长时间。

炎热的夏季，家长如果将熟睡的宝宝单独留在车内，将车窗打开一条缝，没错，这样孩子的确不会缺氧也不会一氧化碳中毒，但很可能会发生热射病。热射病其实就是非常严重的中暑，由于夏季气温炎热，或许在刚刚停车的时候感觉温度还可以，但夏季气温上升快且车内通风不好，最重要的是宝宝的体温调节系统不健全，在炎热的高温下用不了多长时间就有可能患上热射病，热射病能引发人体高温、昏迷、器官受损，甚至威胁生命。

五十七、采购母婴用品有哪些小窍门

既希望宝宝舒适又想要妈妈轻松，采购物美价廉的母婴用品显得尤为重要。如今城市中母婴连锁超市随处可见，妈妈们既要照顾宝宝又要从一大堆商品中挑选出合适的用品的确有点难，下面为宝宝妈妈们介绍一些采购小窍门，希望能派上用场：

授乳巾

母乳喂养的妈妈携宝宝外出随时会遭遇需要哺乳却找不到隐蔽场所的尴尬，授乳巾不失为一个好的选择。母婴店和网上销售的授乳巾多种多样，有套入式的也有需要系调整带的，通常穿戴最方便，携带最轻松的应数纯棉布套入式授乳巾。它外形看起来很简单，就是一块长长的椭圆形轻薄棉布，从中间剪裁出一个大洞，为了方便妈妈们观察宝宝哺乳，洞的尺寸开得较大。手巧的妈妈也可以自己缝制，整体参考尺寸为：76厘米×61厘米，开洞参考尺寸：30厘米左右。

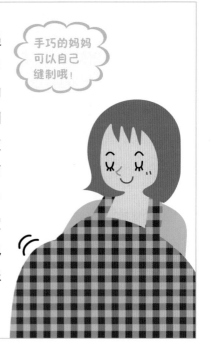

手巧的妈妈可以自己缝制哦！

喂奶枕

　　喂奶枕能让哺乳期妈妈坐着喂奶时更轻松舒适，但挑选喂奶枕还是有讲究的。首先，喂奶枕要有一定的硬度，这样宝宝躺在上面才方便调整喂哺的姿势。其次，要挑选透气性好、材质环保没有气味的喂奶枕。也有人反映夏天宝宝躺在上面会很热，选购一款两面材质不一样的喂奶枕，就解决问题了。例如：一面是棉的，一面是竹纤维的，冬天夏天都可以用。最后，准备一个小矮凳踩脚，有经验的乳母不难发现，喂奶时常常会需要踮起脚来确保宝宝正确的吃奶姿势，一个小矮凳便能助你一臂之力。

喂奶衣

　　隐形开口的喂奶衣为奶妈们提供了方便，但新晋升为奶妈的常常会纠结于喂奶衣的哪种开口最好用又相对美观。实际上，竖开口的喂奶衣使用起来是最方便的，尽管在美观方面稍稍欠缺，但总比那些带拉链的或是开口紧巴半天拉不开的要好很多。

储奶袋

　　很多妈妈会在宝宝厌奶期间选择用吸奶器将母乳吸出再用储奶袋或储奶瓶打包冷藏，这样就不至于浪费母乳了。但大多数人没想到储奶袋其实还有另一种妙用，当宝宝开始吃辅食的时候我们还可以用储奶袋打包熬好的汤汁。因为好的食材可遇不可求，并不是天天都有，例如：亲戚朋友从农村送来了土鸡、土鸭等好食材，我们可以将剩余的汤汁用储奶袋打包待用。当宝宝需要时解冻后便可食用，非常方便。选购储奶袋一定要环保可靠，妈妈们可以选择一些较为可靠的品牌，如美德乐、jaco、小白熊、Lansinoh、贝亲、新安怡、NUK等。

小夜灯

从宝宝出生第一天开始，夜起便成为了妈妈们无法回避的一件事情。喂夜奶、换尿布、夜里把尿、为宝宝盖被子，等等。因此，小夜灯绝对是妈妈们必备的夜起工具。夜灯上通常设计了双孔插头，直接插在插座上即可使用，但是建议妈妈们不要选购只有从插座上扯下来才能熄灭的"长明灯"。市面上有两种更节能、省事的夜灯：一种是带光感应器的夜灯，只要白天天色一亮或是大灯一开它就自动减弱熄灭了；另一种则是带遥控器的夜灯。

宝宝推车和伞车

准妈妈们在准备宝宝用品的时候一定首先就会想到推车，而推车的款式及各种新奇的功能的设计也是让人眼花缭乱，很多妈妈都会有同感，6个月前的宝宝多数无法安静地在推车里呆多长时间，除非是睡着的时候暂时小憩。

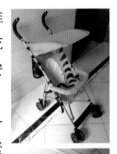

有个场景令我至今仍然印象深刻：某日我带着宝宝推着一辆小巧的伞车在公园散步，一位宝妈妈从旁边路过，赶紧拖着一辆卡车般拥有四个巨大轮子的推车凑过来问我这个伞车在哪买的。她家宝宝正在车里熟睡，由于刚刚经过一些台阶，她提推车提得大汗淋漓。其实我们家也有一台宽大的婴儿推车正在闲置中，使用率十分低，又贵又笨重。

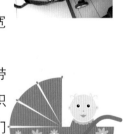

由于宽大的婴儿推车在使用时需要将宝宝紧紧系在安全带上，宝宝感到不自由便会拒绝，而伞车的车身低、面积小，宝宝只需要轻松扣上一个简单的安全带，所以宝宝们很乐意接受，而妈妈们在爬台阶的时候也能毫不费力地连车带人提着走。因此，建议不喜欢浪费的宝妈妈们在宝宝6个月之后购买一台伞车这就足够了。

腰凳和宝宝背带

在宝宝6个月之前不买推车或者常常带宝宝外出的妈妈们可以采购一款自己中意的宝宝背带，但这款宝宝背带最好是加腰凳的，因为不加腰凳的宝宝背带会令宝宝的髋部受力较多，长时间坐在里面，可能令宝宝感到不舒服，甚至有的宝宝因此拉伤了稚嫩的皮肤（宝宝的皮肤非常细嫩，张力过大可能会使皮肤表面裂开小口子，例如把尿不当）。

纸尿裤

家庭条件优越的父母通常会为宝宝选择名牌纸尿裤，如好奇、花王等，但也有很多家庭要考虑物美价廉的产品。如何辨别纸尿裤的透气性，在这里我把挑选纸尿裤的经验与大家分享：拿一片样品，用嘴对着吹气，感觉越不费力就越透气。同时要提醒新晋升为宝宝妈妈，宝宝刚出生几个月里不要为宝宝的纸尿裤或尿片囤货，因为那段时间宝宝生长得特别快，如果家里囤积太多纸尿裤或尿片，可能会因为大小不合适而造成浪费。

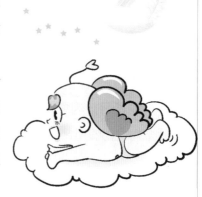

宝宝清洁用圆头镊子（俗称：鼻屎夹）

大型母婴超市通常都销售宝宝清洁用圆头镊子，生活在城市中的宝宝常常会因为鼻孔被鼻屎堵塞而导致呼吸困难、睡不安稳，这时宝宝清洁用圆头镊子便能派上大用场（具体操作方法详见育婴篇第四十三问）。

腿袜

抱在手里的宝宝常常会出现缩裤腿的现象，夏天还好说，到了冬季家长们抱着宝宝赶路，宝宝的裤腿会不断向上缩，由于担心宝宝挨冻，家长只好不断地为宝宝拉扯裤腿，极为麻烦。在这里给大家一个建议：只要为宝宝准备几双腿袜，将长长的袜子套在外裤上便解决问题了。

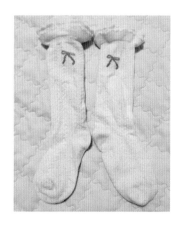

口水巾

市场上的宝宝口水巾主要有两种，一种是呈半圆形挂在胸前的；另一种是环形的，新手妈妈们为了美观通常会首选半圆形的，照顾宝宝一段时间之后慢慢发现还是环形的更好用，因为宝宝有时候口水特别多，环形的可以转个角度再使用，一个顶四个。

宝宝坐便器

为了训练宝宝的尿便，家长们最好为宝宝购买一个专用的坐便器，市场上诸如此类产品大部分为多功能宝宝坐便器，除了坐便器的功能之外，有的可以套在成人马桶上使用，还有的带坐凳功能、音乐功能等。实践证明宝宝坐便器简洁、圆润、舒适即可，至于一些复杂的设计在日常生活中其实很少用到。

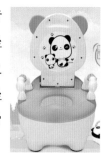

暖奶器

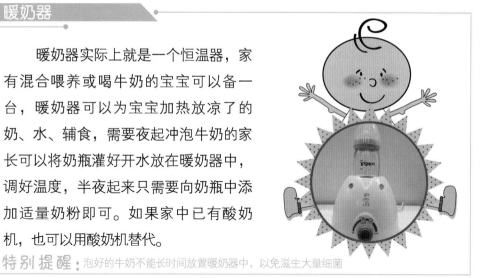

暖奶器实际上就是一个恒温器，家有混合喂养或喝牛奶的宝宝可以备一台，暖奶器可以为宝宝加热放凉了的奶、水、辅食，需要夜起冲泡牛奶的家长可以将奶瓶灌好开水放在暖奶器中，调好温度，半夜起来只需要向奶瓶中添加适量奶粉即可。如果家中已有酸奶机，也可以用酸奶机替代。

特别提醒：泡好的牛奶不能长时间放置暖奶器中，以免滋生大量细菌

防撞条、防撞角、儿童锁

当宝宝能自由活动的时候，家长就可以开始考虑购买防撞条和防撞角了，用防撞条和防撞角将家具的边角包裹好可以有效防止宝宝遭到严重的磕碰。当宝宝开始在家中翻箱倒柜的时候，为了避免宝宝接触到相对危险的物品，如剪刀、针线盒、药等，家长可以购买儿童锁将抽屉锁好。

泡沫积木

无毒无味的泡沫积木比木质积木更适合3岁以内的小宝宝，因为泡沫积木鲜艳的颜色和柔软的手感深受宝宝们的喜爱，相对木质积木也更容易堆积，同时还不会磕伤宝宝。

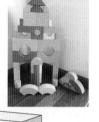

宝宝牙刷、可食用牙膏

妈妈应根据宝宝的月龄来采购宝宝用牙刷，6个月以内的宝宝可使用手指套牙刷或用纱布套于家长食指代替牙刷刷牙。为宝宝刷牙要轻柔，千万不要损伤宝宝的牙龈和口腔黏膜。建议等到宝宝1周岁左右再使用牙膏，宝宝用牙膏要选择无氟可吞咽且值得信赖的产品，每次不超过黄豆粒大小。

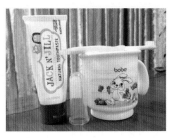

药箱

有宝宝的家庭应准备一个体积稍大的药箱，一来可以收纳家庭常备药品和医用品，二来可防止宝宝轻易接触到药物以致误食（特别提醒：药箱一定要放置于宝宝接触不到的地方）。

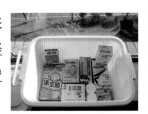

干衣机

由于宝宝生长特别迅速，因此并不适合一次性购买太多衣物，然而宝宝的衣裤又是最容易弄脏的，因此，妈妈们最好购买一台干衣机，价格不高且轻便、实用，寒冷潮湿的季节还可以用来烘干成人的衣物和被套，一般大型商场均有销售，如格力、艾欧等品牌干衣机都是不错的选择。无论什么品牌，方形干衣机比圆形干衣机的收纳能力更强且不占用空间。

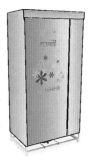

特别提醒：即使是喜爱淘宝的家长购买之前也应首先到实体店去考察，据了解，市面上还是有很多干衣机的塑料外层散发着刺鼻的味道，为了防止有毒物质污染宝宝的衣物，家长们一定要把好环保这一关。

衣领略高的保暖内衣

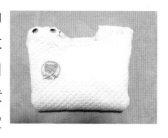

冬天为宝宝选购内衣时妈妈们需要对衣领的高度酌情考虑，多数宝宝不喜欢高领内衣，而衣领过低又担心宝宝着凉。尽管衣领过低可用小围巾替代，但夜间睡眠时间较长，宝宝往往不愿意系围巾。因此，建议冬季内衣领的高度最好在宝宝脖子中间偏下一点点的位置，既不会着凉，宝宝也能欣然接受，如果暂时采购不到衣领合适的内衣，妈妈们也可以尝试在宝宝睡觉前将宝宝的内衣前后反过来穿。特别提醒：不要选择紧紧包着脖子的内衣领，那样会令宝宝感觉到很不舒服。

宝宝浴网和浴椅

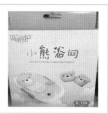

为0~12个月的宝宝洗澡通常需要两个人的全程参与，一人扶住宝宝，另一人为宝宝擦洗。但是，有了浴网或浴椅的协助只需要一位家长就能为宝宝洗澡了。

感冒护理工具

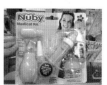

感冒护理工具以计量滴药器、吸鼻器、小瓶喂食器为主，如果认为一样样挑选比较麻烦，家长也可以选择购买护理医务组合套装。

手动研磨碗

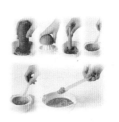

市面上有婴儿辅食机、研磨碗、研磨套装等辅助制作婴儿食物的各类产品，由于婴儿辅食机、研磨套装携带起来不方便且清洗稍显繁琐，建议家长们先买个质量好、设计人性化的手动研磨碗试试。

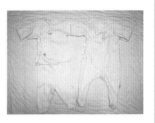

准父母在采购婴儿服装时常常会有这样的疑问：到底是买连体裤好还是分体衣裤更合适呢？其实，学步前的宝宝都可以备上几套连体裤，连体裤的好处是：宝宝不容易露肚皮、由于没有松紧带，所以穿起来很舒适、可以作为宝宝的睡衣。但连体裤也有弊端，即：当宝宝尿湿裤子后连累衣服也要一起换掉，宝宝穿着连体衣时不方便随时脱下，所以换纸尿裤时有点麻烦。

下面为妈妈们介绍几个有关于宝宝连体裤的小窍门：

①采购连体裤时最好选择传统开裆的款式，市面上除了传统开裆款式之外，另一种则为按扣开裆，按扣开裆的连体裤虽然外观占优势，但多数家长购买使用后反馈："换尿片时要不停地扣扣子，很麻烦"。

②由于宝宝穿着连体裤时不方便换纸尿裤，家长可以采用纸尿裤外穿的方式（这种方法不适用于按扣开裆的连体衣）。或者在宝宝醒着的时候将纸尿裤改为使用尿片。

由于纸尿片比纸尿裤更经济实惠，很多家庭会选择白天使用纸尿片，等到宝宝睡觉前再换上纸尿裤（纸尿裤防侧漏功能更强）。很多妈妈在使用纸尿片时遇到最大的问题就是如何固定好纸尿片，市面上尿片固定带的基本原理都是用一根宽5厘米左右的松紧带套在宝宝腰间用来固定尿片。问题就在于，如果直接将尿片套在宝宝的皮肤和松紧带之间，尿片很容易随着宝宝的运动滑落。而将松紧带系太紧又怕勒坏宝宝，这是令许多妈妈头疼的一个问题。

其实，只要将市场上买来的尿片固定带稍微加工就能解决这一问题：准备一段宽约5厘米的松紧带，拿出尿片测量一下棉心的宽度，剪出一段与棉心宽度相同或略短的松紧带，最后将剪出的那段松紧带缝在尿片固定带上。为宝宝系尿片时将固定带上缝有松紧带的一端转到宝宝背部，将尿片后端夹在固定带与松紧带之间，这样尿片就不容易滑落了（如果宝宝活动能力增强，可按上述方法将尿片固定带前端也缝上松紧带，换尿片时将尿片前端夹在固定带与松紧带之间，如此一来就更稳固了）。

如何解决尿片随着宝宝运动而滑落的问题：

步骤1　　　　步骤2　　　　步骤3　　　　步骤4　　　　步骤5

宝宝浴桶

当宝宝能单独坐立时妈妈可以考虑为宝宝采购一个浴桶，浴桶相对于婴儿浴盆，更适合月龄大的宝宝或是儿童。由于浴桶的水位可以浸没到宝宝的肩部，因此能防止宝宝在洗浴过程中着凉。同时，宝宝坐在浴桶里较稳当也很自由，所以宝宝能获得更强的安全感。值得一提的是，浴桶还有一个优势就是不占空间，对于房屋面积不大的家庭来说它比婴儿浴盆更加便于收纳。

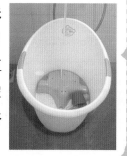

保健篇

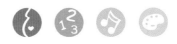

　　宝宝的健康是精心呵护获来的，儿童保健更需要科学理念的支撑。部分家长病急乱投医，过分轻信或依赖民间偏方，一感冒就"吊水"、过度用药等行为着实影响了宝宝的健康。没有哪个宝宝是不生病的，因为宝宝必须从生病的过程中来获取自身的免疫能力。而宝宝从生病到病愈的整个过程通常依赖的是七分护理三分治疗。因此，家长们应该要了解一些有关于宝宝生病期间的护理小常识和儿童保健相关知识。

五十八、预防接种有哪些要注意的事项

过去，我国很多家庭对于预防接种的意识较为淡化且随意性较强，有的家长等到孩子上学了，学校要求出示《儿童预防接种证》这才想起孩子的疫苗没有打完，为了能如期报名赶紧去补上；也有的家长干脆连接种证都给弄丢了，孩子到底接种过哪些疫苗、没有接种过哪些疫苗已无从得知。而如今大多数家长都知道要按时为宝宝接种疫苗，有些社区卫生服务中心还设有短信提醒服务。但是，对于预防接种的一些注意事项却还是有很多家长不够了解。由于预防接种的每个细节都与宝宝的健康、安全直接关联，因此不容小觑。

疫苗接种前应注意：

1. 父母临出门前记得随身带上并保管好《儿童预防接种证》，这里面详细记录着宝宝接种疫苗的种类、时间、以及每次接的种疫苗商品名称。当宝宝达到学龄时，《儿童预防接种证》也是孩子办理入托、入学手续需要查验的证件之一。同时，家长可提前熟读其中的疫苗免疫程序时间表，表内详细介绍了国家计划内疫苗的内容即：宝宝相应的年龄对应哪种疫苗。

2. 如果自家宝宝有什么过敏史或禁忌证和慎用证，请家长一定要在预防接种前和医生沟通好，以便医生准确地掌握宝宝的情况，及时采取安全措施。

3. 如果天气凉爽，家长可以在打预防针之前或者前一天为宝宝洗个澡。为了防止针口感染，一般在接种当天不提倡宝宝洗澡，如果一定要洗，也要在打完预防针6至8小时之后为宜。

4. 打预防针当天记得为宝宝换上宽松的衣物，以便医生顺利接种。

5. 如果宝宝身体不适，如感冒、发烧、腹泻、患传染病等，应延缓预防接种的时间。一般来说，预防接种的时间是可以延缓但不能提前的。

1 接种疫苗之后不要马上带宝宝回家，家长必须带着宝宝在接种场所观察至少30分钟，万一宝宝出现不良反应，应马上通知医生及时救治。

2 医生施针时家长一定要将宝宝固定住，以免宝宝挣扎造成接种部位红肿。月龄大一些的宝宝反抗能力更强，家长可让宝宝坐在自己的一侧大腿上，再用自己的双腿夹住宝宝的脚，同时控制住宝宝的上身和手臂即可。

3 接种疫苗后家长可用消毒医用棉签轻轻按在针眼部位防止出血，不出血时方可拿开棉签，但切记，不可使劲按压或揉搓接种部位。

4 接种疫苗后8小时内不要给宝宝洗澡，也不要让接种部位沾水，同时要保证接种部位的清洁，以防止局部感染。

5 口服脊灰疫苗后半小时内不能进食任何温、热的食物或饮品。接种百白破疫苗后若接种部位出现硬结，可在接种后第二天开始进行热敷以帮助硬结消退。

6 接种疫苗后几天之内，家长要注意让宝宝多喝水、休息好，以此来增加代谢，增强抵抗力，以防宝宝由于接种疫苗后降低了抵抗力而触发其他疾病。

7 接种疫苗后宝宝如果出现轻微发热、食欲不振、烦躁、哭闹的现象，不必担忧，这些反应一般几天内会逐渐消失。但如果反应强烈且持续时间长，就应该立刻带宝宝去医院就诊。

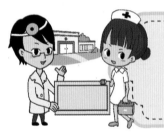

接种疫苗后8小时内不要给宝宝洗澡，也不要让接种部位沾水，防止感染。

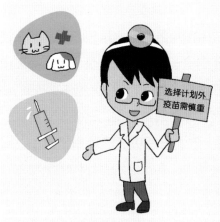

除了疫苗接种前后的注意事项之外，家长们都非常关心另一个问题，即国家计划外疫苗如何选择的问题。有些家长心想：家里又不差钱，宝宝不生病最重要，于是一股脑选择了所有计划外疫苗接种的项目。然而，国家计划外的疫苗种类繁多，预防效果各异，家长挑选起来仍需慎重。

首先，有些计划外疫苗能发挥几成功效很难保证，例如：流感疫苗，主要是针对流行性感冒的，如果护理不当或宝宝自身抵抗力不强依然还是会感冒。同时，病毒也是会有变异的，疫苗的更新不一定跟得上它变异的脚步，最终宝宝还是要依靠自身的抵抗力来抵御病毒的侵害。因此，家长在为宝宝选择计划外的疫苗之前应对该疫苗作充分的了解。其次，应结合宝宝自身的身体特征来决定是否需要注射该疫苗，例如，宝宝一年之内难得感冒便不需要接种预防流感或肺炎的疫苗。另外，家长还应事先了解清楚该疫苗的接种效果和预防病毒的有效期限，有的疫苗接种后对于病毒的预防率并不高，家长可以不予选择。

例如，7~10月接近秋季腹泻的高峰期，而宝宝又没有超过3岁，可以考虑接种轮状病毒疫苗。综合考虑这种疫苗属于口服，宝宝不必忍痛挨针，尽管预防概率只有74%但不良反应不大，家庭条件好的可以考虑。轮状病毒疫苗的预防期限是一年，若宝宝在首次接种后没有不良反应，来年还可以再次接种。

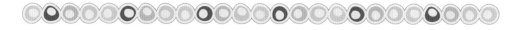

宝宝出生以后，许多爱干净的妈妈患上了"洁癖"，由于害怕细菌和病毒侵害宝宝的健康，于是她们竭尽全力消灭着周围的细菌。她们积极购买和使用婴儿消毒器为宝宝消毒餐具，一旦宝宝碰到了一点脏东西或是和外人接触便马上掏出湿纸巾和滴露消毒液为宝宝的小手消毒。总之，护子心切的妈妈们恨不能为宝宝创造一个"无菌"的环境。然而，日常消毒过度，只能短暂地保护宝宝的健康，从长远的角度来看反而不利于孩子免疫功能的建立和健全。"无菌"呵护宝宝的妈妈们在一段时间后便会发现，自己的宝宝比同龄其他宝宝更爱生病，对细菌更敏感。

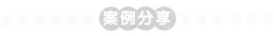

例1：母亲以前的一位同事，从事的是妇幼工作，生下宝宝以后她把职业习惯运用到了对宝宝的护理当中，宝宝的餐具、玩具每天定时消毒晾干，宝宝的衣物、被褥定期消毒暴晒。那个年代为宝宝"无菌"护理的情况极为少见，正当她为此而感到骄傲的时候却很快发现，孩子三天两头生病，而且越是精心护理认真消毒越是病得厉害，后来经过与同事的交流，她开始意识到自己犯了个严重的错误，于是慢慢地减少消毒的次数，到后来，即使不消毒宝宝也健健康康的了。

例2：某女士30多岁才生了个女孩，一家人视若珍宝。自宝宝出生以后，所有的奶瓶、餐具，每天消毒3次，玩具也得每天用消毒水擦拭一遍。宝宝的口水巾、洗脸巾、洗澡巾、擦脚布等统统区分隔离，共计六种之多。每次出游时，她都会尽量选择高档、卫生且人少点的地方。平时，宝宝身上有一点脏东西，她便会立即用消毒湿巾擦去。让她不解的是宝宝长到2岁了身体却一直不好，特别是容易起红疹，常常拉肚子。于是她带着宝宝去医院看病，医生看了后诊断宝宝为过敏体质。

其实，除了以上两个实例以外，还存在着一个较为普遍的现象就是"入园病"，即宝宝一上幼儿园就生病，即便班上没有其他孩子罹患传染病也照样如此。这跟家长们过分注重对宝宝日常生活环境的消毒不无关系。通常，宝宝在出生后的半年内只有由母体带来的抗体，对外界的适应性与免疫力较低，确实需要格外呵护。但随着宝宝的生长发育，宝宝开始构建起自身的免疫力，在这个过程中，一定要有外界一定量的细菌、病毒和微生物参与刺激其体内的免疫细胞，让这些"新兵"有机会跟外界的"侵略者"过招，才能逐步建立起有效的反应、识别机制和抵抗能力。但很多家长对育儿知识一知半解，一味求干净，甚至巴不得让孩子从小生活在"无菌室"里，到头来反而不利于孩子免疫体系、功能的训练和健全。一旦宝宝在幼儿园等其他不及家里干净的地方待久了，接触到外界菌群，体内未受训练的免疫"新兵"便难有招架之力，因此容易生病。这也是不少城市里娇生惯养的孩子比成天在外摸爬滚打"放养"大的农村孩子更易生病的原因之一。

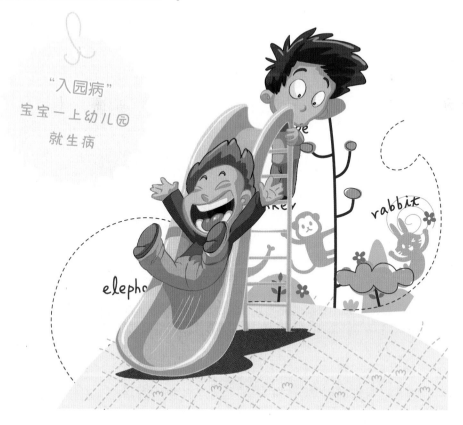

"入园病"
宝宝一上幼儿园
就生病

研究显示：在西方发达国家，随着生活方式改变和卫生条件提高，大多数家庭不能"培养"出丰富的菌群，也就难以诱导儿童身体原始的免疫功能。人们大多数时间是在室内度过的，很少接触户外空气、花园中的泥土，或是各种小动物。相比之下，在一些发展中国家，尤其是那些还保留传统狩猎习俗的原始地区，科学家发现当地居民携带的菌群多种多样。与此同时，这些原始地区每1500人中仅有一人患过敏症，而在英国，每3个人中就有一人是过敏患者，且过敏源多种多样，如花粉、灰尘、宠物、乳制品、坚果、水果、橡胶，等等。

　　因此，家长们必须将"无菌"和"洁净"区分开来，宝宝半岁以后，家中若无传染病源或特殊情况不必常规消毒。只要保持室内通风、干燥，宝宝的餐具、玩具勤洗晾干，被褥经常晒晒，宝宝的小手常用清水洗净。同时还要注意以下几个方面：首先，无论是物品还是身体，不洁时尽量用自来水冲洗，特别是餐前便后护理宝宝的家长必须将手洗净。其次，有太阳的时候多晒晒衣物，潮湿的天气可用干衣机烘干宝宝的贴身衣物。另外，不要将宝宝的衣物和大人的内裤或袜子混洗，以免真菌迅速繁殖导致宝宝染上难缠的疾病。再则，家中有人患感冒最好用醋或艾条熏熏，可能的话，将感冒患者和宝宝隔离开来。

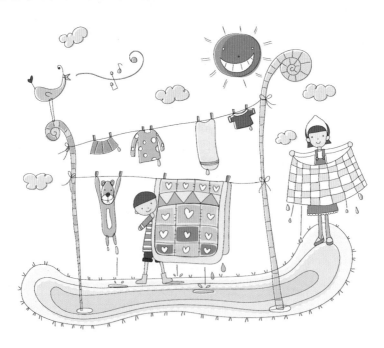

很多年轻妈妈反映：老一辈的家长坚持让宝宝喝偏方，说是能让男孩子的睾丸收得好一些。尽管她们对偏方的效果将信将疑，但又说不出个道理，可是转念一想，反正那些个偏方的食材都是能吃的东西，吃就吃了吧，只要没坏处就行。据了解，这些偏方所用的食材千奇百怪，诸如荔枝、桂圆、鸡鸭肾、甲鱼肠子、荷叶蒂、灯草、胡椒粒、橘饼，等等。

这不禁令人产生了疑惑，为什么偏偏是收睾丸的偏方如此盛行呢？这还得从鞘膜积液说起。婴幼儿睾丸鞘膜积液是由于腹鞘膜突在出生前后未能闭合而形成的一个鞘膜腔，导致液体积聚、扩张从而形成梨形的腔囊，鞘膜积液多数为单侧性，呈卵圆形或球形，表面光滑，有囊性感，无压痛，睾丸与附睾触摸不清，透光试验阳性。于是，家长们便会发现患有鞘膜积液的宝宝睾丸一侧大一侧小，在昏暗的光线下用手电从宝宝阴囊下方照射，光线能透过，且阴囊皮肤仍呈鲜红色。临床上胎儿时期鞘膜积液的发生率已经不低，而宝宝的鞘膜积液多与其淋巴系统发育较迟有关，通常当鞘膜的淋巴系统发育完善后，积液可以自行吸收。也就是说，大部分宝宝的鞘膜积液是可以随着宝宝后天的发育自行吸收乃至痊愈的。如果宝宝到了两岁鞘膜积液仍然没有改善，家长应到医院咨询医生，医生可能会建议家长让宝宝接受一台小手术。

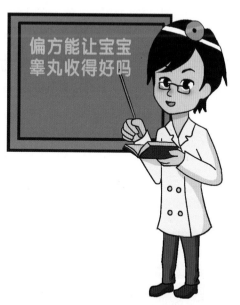

如此一来，家长一定会问，到底有没有治疗鞘膜积液的偏方呢？从中医的角度来看，还真有，但不是内服的而是外用的。

[来源]《中医杂志》(10)1981年

[配方]五倍子、枯矾各10~15克。

[用法]上药共研粗末，加清水300~400毫升煎熬，去渣取液，倒入碗内，待微温时，把阴囊全部浸泡在药液中，每次浸泡20~30分钟。每日1剂，浸泡2~3次。下次用时将药液加温，用药前先用温开水洗净外阴部。

[功效]收敛消肿。适用于小儿原发性和继发性睾丸鞘膜积液、精索鞘膜积液、交通性鞘膜积液等。

[来源]《浙江中医杂志》(6)1983年

[配方]金银花、蝉蜕各30克，紫苏叶15克。

[用法]上药加清水，煎2次，去渣，两汁混合倒入碗内，待温先浸后洗阴囊，每次浸泡30分钟。每日1剂，浸洗2~3次。

[功效]祛风、清热、消肿。适用于小儿鞘膜积液。

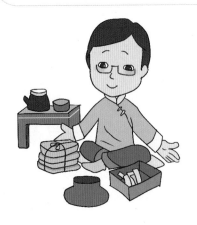

哺乳后，新生儿有时少量吐奶，妈妈可能会在宝宝的嘴角发现流出的奶渍或是在枕边、衣服上发现残留奶渍，这种现象被称作新生儿溢乳，民间一般叫做"吐奶"，这与病理性呕吐是不同的，通常宝宝溢乳之后精神很好，还是和往常一样照玩照吃。等到满月之后宝宝的活动能力增强，溢乳量可能会增大，如果宝宝是女孩可能会好一些，因为女孩通常较安静食量也较小，男孩则可能有时会哇哇地大口吐奶，不但会将衣物、床单、被褥弄得一塌糊涂还害得一家人紧张兮兮、手忙脚乱的，很多家长担心宝宝这样会挨饿长不好，其实没关系，通常宝宝吐出的奶是吃进去多余的量，更何况健康的宝宝不会让自己挨饿，一旦饿了便会吵着要喝奶。

溢乳通常是由于一些综合因素引起的：

1 新生儿的胃呈水平位，贲门括约肌张力弱，而幽门括约肌相对紧张，这是宝宝溢乳的主要原因。随着月龄的增加，宝宝的贲门括约肌渐渐发育成熟，一般在宝宝3个多月以后，溢乳的现象会慢慢有所好转。

2 宝宝在出生后的头几个月里完全是靠吮吸的条件反射来喝奶，常常会喝到胃过度允盈，而宝宝在出生后前两个月胃容量还很小，因此常造成溢乳。用一句通俗的话解释就是奶满则溢。

3 宝宝哭闹时间长或空吸奶头、手指等，导致吞入过多的空气也可能导致溢乳。

4 哺乳后，妈妈没有及时将宝宝喝奶时吞入的空气排出，而小宝宝还不会自主地排出吞入的空气，可能导致溢乳。而喂完奶马上换尿布，翻动了宝宝的身体也可能溢乳。

溢乳是宝宝的一种生理现象，无需治疗，只需耐心等待宝宝长大。但在宝宝溢乳后如果家人没有处理妥当，还是会招来一些麻烦，如乳汁呛入气道，导致新生儿窒息；宝宝溢乳后看护人没及时发现，乳汁流入耳道导致中耳炎等。为了减少宝宝的溢乳现象以及溢乳带来的一些后续问题，爸爸妈妈可以有针对性地对出现溢乳现象的宝宝进行护理：

1 每次喂奶后都要拍嗝，将宝宝竖抱，用手轻拍背部，帮助排出胃里的空气。拍嗝后将宝宝上半身抬高至10~15度，使宝宝水平状的胃下垂，以保证胃中的奶液顺利通过幽门进入肠道，同时有助于胃里的空气排出，这种方式能有效减少溢乳的发生。

2 不要等宝宝哭闹得很厉害时再喂奶，喂奶前先换好尿片，喂奶后隔5~10分钟再换尿片。

3 喂奶时注意姿势，宝宝的头、上身要与水平位保持45度角，如此，也能减少溢乳。

生理性溢乳一般无需治疗，但也有极少数特别严重影响宝宝生长发育的，遇到这种情况一旦确诊，医生一般会采用万分之一的阿托品滴液，但是使用这种方法一定要在医生的指导下完成。

六十二、宝宝为啥变成夜哭郎

有的孩子白天看似一切都正常，一到晚上睡眠时间，便出现间歇性哭闹或抽泣，有时甚至通宵达旦，这种情况统称为夜啼，俗称"夜哭郎"。多数"夜哭郎"身体状况良好，啼哭与季节变换也没有明显关系。"夜哭郎"多见于半岁以下的宝宝，也可能是4岁以下的幼儿。宝宝常常夜啼不但会令宝宝睡眠不足影响生长发育，同时也会影响父母和周边其他亲人、邻居的生活作息，因此，防止宝宝夜啼并非小事。其实，没有宝宝会无缘无故地长时间啼哭，如果哭个不停，一定有不舒服的原因。这时候宝宝的看护人应该要反思一下，自己是否真正了解宝宝的需求？

宝宝之所以夜啼原因有很多种，下面我们来逐一了解：

1 因为疾病导致夜间啼哭

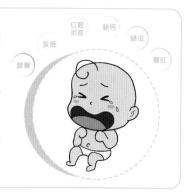

宝宝由于发烧、口腔炎症、缺钙导致佝偻病、受到蛲虫的困扰、臀红导致疼痛、骨和关节结核、反复感冒经常鼻塞、扁桃体肿大妨碍呼吸等，这类夜啼是因为宝宝生病了，对症下药把宝宝的病痛解决了，宝宝自然就不再夜啼了。

2 因为生理需求没得到满足导致的夜间啼哭

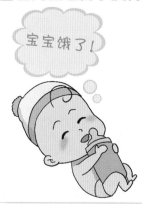

宝宝饿了！

宝宝由于感到饥饿、口渴看护人没有及时哺喂，宝宝被子盖得太多感觉热得难受、被子盖得太少感觉寒冷、室内空气太闷呼吸不畅、尿布潮湿感觉小屁股冰凉、衣裤松紧带或袜子太紧不舒服，这样的夜啼属于生理范畴，这种情况通常需要看护人通过对宝宝的细微观察来一一解决困扰宝宝的问题，宝宝自然就不再夜啼了。

3 因为护理不当导致的夜间啼哭

看护人没有及时纠正宝宝的生物钟，令宝宝长期睡眠颠倒，由于白天睡眠时间过长宝宝通常晚上不能及时入睡，夜间大人犯困没有人陪宝宝玩耍于是感到寂寞发生夜啼。看护人在宝宝睡觉前与宝宝玩耍令宝宝过度兴奋，造成宝宝睡眠不安稳发生夜啼。这两种情况属于不良习惯导致的问题，只需要看护人予以及时纠正即可。

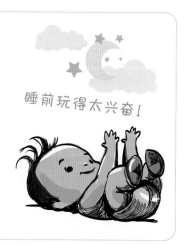

睡前玩得太兴奋！

除了从生活细节着手观察以外，看护人还要注意宝宝夜啼的哭声，因为哭声是宝宝能表达出的最有效的一种信号，如果宝宝的哭声总是发直或发硬，或听起来撕心裂肺的，就说明宝宝一定是身体不舒服或发育异常，这种情况要尽早带宝宝就医。如果宝宝哭声洪亮，伴随小嘴吸吮，小脑袋左右转动，说明宝宝饥饿需要进食了。如果宝宝发出一阵阵不耐烦的哭声，伴随打哈欠，双手揉搓鼻子和眼睛，说明宝宝困了想要人哄着入睡。如果宝宝哭声响亮有力，四肢舞动，皮肤潮红，说明宝宝热坏了，需要减少衣服或被褥。如果宝宝哭声轻微乏力，肢体少动甚至蜷缩，嘴唇发青、手脚冰凉，说明宝宝感觉到冷了，需要增加衣服或被褥。如果宝宝哭声平缓，伴随左右顾盼，说明宝宝寂寞了，可能在寻找妈妈或看护人。总之，无论白天还是晚上，爸爸妈妈尽量多给孩子一些关注、关爱，多一些沟通和交流，也许"夜哭郎"很快就能变成"乖宝宝"。

六十三、宝宝总爱"红屁股"怎么办

宝宝"红屁股"在医学上又称"尿布疹"，大多发生在周岁以内的宝宝身上，有的宝宝7~9个月的时候"尿布疹"最厉害，因为刚刚添加辅食后宝宝的排泄物对皮肤更刺激。但也有的宝宝在出生一两个月的时候"尿布疹"最严重，因为新手父母还没有足够的经验处理宝宝的尿便，当看护人熟练掌握了宝宝的尿便信号后就可以很及时地为宝宝处理尿便并护理臀部，这时宝宝就很少"红屁股"了。

诱发"尿布疹"的因素主要有以下几个方面：

❀臀部皮肤长时间潮湿，闷热，且粪便及尿液中的刺激物质会使皮肤受损，细菌、真菌等微生物附着在受损的皮肤上还会使其继发感染。

❀宝宝或哺乳期母亲使用抗生素时，"尿布疹"的发生概率会更大。

❀夏季天气炎热，大大增加了"尿布疹"的发生率。

❀过分使用清洁剂为宝宝清洁皮肤可能会刺激到宝宝娇嫩的皮肤引发"尿布疹"。

1 注意观察宝宝的尿便信号以保持臀部的干爽

通常，宝宝出生一两个月便会用哭声来表达尿意，大便前也会涨红小脸或发出"嗯嗯"的声音。如果宝宝的信号得到了回应，便会更刺激宝宝下一次发出更为明显和准确的信号。而经常照顾宝宝的人也会渐渐掌握宝宝尿尿或是大便前的反应和动作，小月龄的宝宝有尿意时会打尿颤，许多宝宝在用餐之后会有便意，多数宝宝大便前会突然发呆，停止之前的动作继而憋红小脸。宝宝的尿便还可以通过饮食来掌握规律。例如，刚喝完母乳的宝宝大概10~15分钟就会有一泡尿，至少要连续尿两次之后才会慢慢拉长间隔时间。所以，在宝宝喝完奶之后，看护人要记得及时清理尿片或为宝宝把尿。

2 尽量不要让尿便留在纸尿裤中过夜

月龄小且喝母乳的宝宝每天尿便的次数都比较多，有时宝宝半夜也会将大便拉在纸尿裤中，而大便中含有大量细菌，相比尿液更容易引起"尿布疹"，所以，正在腹泻或可能在夜间大便的宝宝，一定要加强护理。

3 宝宝尿便后尽量用清水为宝宝清洁臀部

每天睡觉前和晨起都要为宝宝清洁臀部，宝宝每次大便后也要及时用清水将肛门冲洗干净。

4 夏季要尽量让宝宝的小屁股多透透气

夏季是"尿布疹"高发的季节，看护人应尽量增加宝宝臀部透气的机会，可以选择布尿布、纸尿裤混合使用的方式，宝宝刚刚尿完一段时间可以简单地套上传统的棉质尿布。

5 宝宝一旦患上"尿布疹"要适当处理

　　如果宝宝臀部发红，那就可能已经
患上了"尿布疹"，应在每次换尿布时
用清水清洗尿布垫过的皮肤，动作必须
轻柔，每次清洗后最好将宝宝的臀部暴
露于空气或阳光下，使局部皮肤干燥。
每日2~3次，每次10~20分钟，一般
1~2天后红臀就能有所恢复。在"尿布
疹"较严重的情况下可以在每次清洁臀
部后涂抹美宝烫伤膏，一两天即可好
转。但建议不要经常依赖药物，应以清
洁、干燥、透气的护理方式为主。

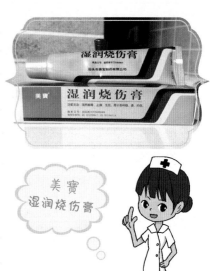

6 患"尿布疹"的宝宝慎用爽身粉

　　扑粉容易结块，反而刺激宝宝的皮肤，会使宝宝的"尿布疹"更加严
重。

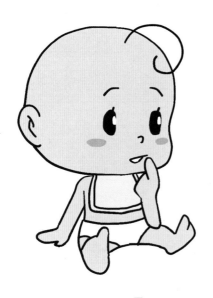

患尿布疹的
宝宝慎用爽身粉

鹅口疮是新生儿较常见的一种假丝醇母菌感染，营养不良、口腔不清洁、其他病致抵抗力低下、滥用抗生素或激素导致体内菌群失调的宝宝（两岁以内）都属于易感人群。于此同时，护理不当也可能导致宝宝患上鹅口疮。例如，护理和喂养前不洗手、奶嘴或妈妈的乳头不清洁以至于携带大量假丝醇母菌、辅食和玩具不清洁以至于携带大量假丝醇母菌等。也有极少数新生儿是由于母亲阴道内的真菌感染，宝宝在生产过程中通过与母亲的产道接触而引发的鹅口疮。

宝宝感染鹅口疮后口腔黏膜上会出现乳白色形似乳块样斑点，在感染轻微时白斑不容易被发现，宝宝也没有明显的痛感，但病情严重时宝宝会因疼痛而烦躁不安、胃口不佳、啼哭、哺乳困难，甚至偶尔伴有轻度发热。

鹅口疮一般预后良好，也有特别严重导致侵及内脏的则比较麻烦，因此，家长一旦发现宝宝患上鹅口疮应及早去医院配合治疗。

治疗原则应以外用药物为主，可参照以下方法：

1 由于白色假丝醇母菌适宜生长在酸性环境中，我们可选用小苏打为宝宝的口腔制造碱性环境。

操做方法

用温开水稀释1%或2%的小苏打溶液，也可在医生的指导下用碳酸氢钠注射液稀释后使用。溶液，每日3次，用消毒纱布或棉签涂抹于患处。这种方式既安全又有效，对于初期的鹅口疮具有明显疗效（特别提醒：使用小苏打之后宝宝的鹅口疮可能很快就痊愈，但家长仍需再坚持用药1周以上，防止复发）。

2 在医生的指导下将制霉菌素研磨成粉末，按一定比例调水，用消毒纱布或棉签涂抹于患处。该方法适用于较为严重或反复发作的鹅口疮患儿。

3 局部溃破可在医生的指导下外涂适量冰硼散或1%甲紫溶液。

其实鹅口疮并不难治，而最令家长头疼的是这种病极易反复发作，许多宝宝在治疗三四天后已基本好转，可是过了几天或一段时间后又重新感染上了，家长们也开始担心宝宝长期用药是否会产生不良反应。由于外用制霉菌素毕竟还是在使用药物，尽管稀释之后对于宝宝的影响不大但仍然不适合长期使用。因此，最好的办法是：家长为宝宝定期清洁口腔，然后坚持采用小苏打涂抹患处，直到宝宝痊愈之后仍需再坚持用药一段时间。可以说鹅口疮是非常考验家长耐心的一种疾病，家长在积极配合治疗的同时还要注意为宝宝补充营养、引导宝宝锻炼身体，当宝宝自身抵抗力逐渐增强之后，鹅口疮自然能得到有效根治。

六十五、宝宝长湿疹有哪些注意事项

大多数宝宝都遭受过湿疹的困扰，尤其是皮肤白皙或敏感体质的宝宝。婴幼儿湿疹通俗来讲，就是人们通常所说的过敏性皮肤病，由于宝宝的皮肤娇嫩抵抗力和耐受性都无法与成人相比，因此较成人更容易发病。

导致婴幼儿湿疹的原因多种多样，甚至可能难以找到致病原因。其主要原因大致是由于宝宝对食物、吸入物、接触物不耐受或过敏所致。患有湿疹的宝宝起初通常皮肤发红、出现皮疹，继而变得肤糙、脱屑。一旦环境潮湿、闷热会使湿疹更加严重。湿疹常常在某一处皮肤上反复发作，家长们总是担心会不会在宝宝身上留下瘢痕，经验告诉我们，大多数湿疹在痊愈之后是不留疤的。

如果家有常患湿疹的宝宝，家长们应注意以下几点：

1、谨慎用药

通常对于治疗宝宝湿疹疗效显著的湿疹膏，如婴爽等都不同程度地添加了激素成分，当湿疹较为严重时可考虑短期少量地使用。能够通过寻找可能的致病因素和保持皮肤清洁干爽等办法缓解症状的应尽量少用药物治疗。

2、防止宝宝接触性过敏

患接触性皮炎的宝宝，应避免将皮肤暴露在强烈日光下。有些宝宝的皮肤在汗渍长时间的浸泡下会发红发痒，特别是脖子等皮肤皱褶缝隙中，然后宝宝再用脏脏的小手一抓就会更加严重了。因此，当宝宝运动流汗之后，应用清水为他抹干汗渍，同时家长还要经常为宝宝修剪指甲，减少抓伤的机会。当天气特别干燥的时候，应替宝宝搽上防过敏的非油性润肤霜。冬天，家长不要让宝宝穿容易对皮肤产生刺激的衣料，如羊毛衣、尼龙衣制品等，最好是让宝宝穿含棉量高的棉织品。

3、防止宝宝食物性过敏

动物类蛋白较容易引起宝宝食物性过敏，如牛奶、鸡蛋等，如有怀疑，家长应密切观察宝宝对食物的反应。在没有明显证据时，最好不要随便为宝宝禁食，必要时应在医生的监督和指导下进行。如果为了避免过敏而使宝宝得不到应有的营养，那就得不偿失了。

4、保持患处清洁、干爽、透气

保持好家中环境的湿度，太潮湿或者太干燥都不利于湿疹的愈合。同时，为宝宝洗澡时尽量用清水，不要使用偏碱性的沐浴露。患有湿疹的宝宝一般都较胖，皮肤间的皱褶也较多，因此要特别注意清洗皮肤间的皱褶，洗完澡后也要特别注意擦干患处，尤其是皱褶处，必要时还可涂抹适量非油性的润肤膏，防止局部皱褶处皮肤过于潮湿不透气。

5、推迟疫苗接种时间

患有严重湿疹的宝宝在病情好转之前应暂时推迟疫苗接种时间，因为注射疫苗之后宝宝的抵抗力降低且减毒活疫苗的抗感染功能也降低，可能导致宝宝发生严重过敏反应，极易加重皮损部位的感染。

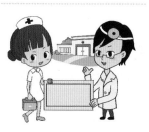

当宝宝患上了较严重的湿疹，哺乳期的妈妈们也要开始注意饮食了。不要肆无忌惮地大鱼大肉，也不要吃辣椒、胡椒、孜然等辛辣刺激性食物，海鲜、豆制品、花生、瓜子、牛奶、动物的肝脏也尽量少吃。

六十六、"把尿"会对宝宝造成伤害吗

近两年来，各大医院的儿科专家、医生、孩子家长等人基于中国的传统"把尿"方式掀起了一阵讨论热潮，有专家就指出，中国传统的"把尿"方式如果把握不当，可对宝宝造成一些不良影响甚至是伤害，如影响宝宝脊椎和髋部的正常发育，造成结肠肥大导致宝宝成年后容易便秘，致使宝宝脱肛，造成宝宝尿频，不利于宝宝今后正规的尿便训练等。由此一来，家长们渐渐地衍生出了三种"派系"：一种是死忠于"把尿"的传统派，以老一代家长为主要代表，她们认为事实胜于雄辩：计划生育前自己生了那么多孩子，全是"把屎把尿"带大的，还不都挺好；第二种是纸尿裤和"把尿"相结合的中庸派，以部分年轻一代家长为主要代表，他们认为凡事不要看得那么绝对，千百年来的"把尿"传统总有它存在的理由，纸尿裤和"把尿"相结合的方式相对安全且省事；第三种是坚决拒绝"把尿"的绝对派，以部分年轻一代家长为主要代表，他们认为只要是对宝宝不利的因素统统都应排除掉。

我认为，专家的说法有一定的道理，它帮助我们弄清楚了传统"把尿"方式对宝宝造成不良影响的原因，清楚原因之后其实更有利于规避传统"把尿"的风险，发扬传统"把尿"的优势。只要能把握好以下几点，"把尿"将不再是问题。

1、自创家长大腿坐式马桶

传统"把尿"最大的问题就是家长"把尿"时总会提着宝宝的大腿并撑开两胯，且力度和姿势较难把握。例如：一位妈妈亲述，她家姐妹多，宝宝出生后大家都帮衬着照顾，因此"把尿"的人也就多，姿势各异，突然有一天妈妈在帮宝宝换尿布的时候发现宝宝胯部靠近中间部位的皮肤裂开了一条缝，由于只有30多天的宝宝皮肤娇嫩，过分地撑开两胯可能导致皮肤裂开。

家长大腿坐式马桶是我家自创的"把尿"方法，即为宝宝"把尿"时让宝宝竖着坐在家长的大腿上，家长的两腿之间留一条大概十几厘米的缝隙，多练习几次宝宝的尿便就不会弄脏家长的裤子了。这样做的好处就是宝宝的臀部受力均匀，宝宝感觉更舒适，减少了对宝宝脊椎和胯部的压力，避免了脱肛、结肠肥大的可能性，同时也不会导致宝宝娇嫩的皮肤开裂。

2、应掌握孩子尿便信号而不是强迫性"把尿"

宝宝的尿道括约肌、肛门括约肌大概要在3岁左右才完全发育成熟，这是宝宝控制便尿的生理基础。在此之前，宝宝并不能完全自如地控制排便排尿。很多家长都纳闷，为什么宝宝在很小的时候"把尿"很顺利，月龄大了之后反而退化了呢，其实这是宝宝自主意识增强的结果，宝宝开始讨厌被强迫做事情。因此，家长不要强迫性"把尿"，如果宝宝打挺反抗，要立即停止强迫性"把尿"，把宝宝放下来，这也是对宝宝的尊重。

家长"把尿"应掌握孩子尿便信号，通常经常照顾宝宝的人最清楚宝宝作何反应是要尿尿或是要拉大便，每个宝宝吃奶后的5到15分钟都是尿尿最多的时候，小月龄的宝宝有尿意时会打尿颤，许多宝宝在用餐之后会有便意，多数宝宝大便前会突然发呆停止之前的动作，继而憋红小脸，接近两岁的宝宝可能偶尔会直接用语言来表达。

3、不要过于频繁地把尿

宝宝的膀胱需要足够地充盈来提高囤积尿液的时间，这对于宝宝来讲既是一种适应也是一种训练，过于频繁地把尿可能会导致宝宝尿频，不利于今后的尿便训练。

4、不要错过宝宝的尿便训练最佳年龄

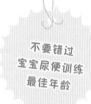

不要错过
宝宝尿便训练
最佳年龄

宝宝的最佳尿便训练年龄是1岁半到2岁左右，平时在宝宝尿尿和拉大便的时候家长应及时给出重复的语言刺激，如宝贝在尿尿啦！当宝宝开始有意识地告诉爸爸妈妈我要尿尿或便便的时候就可以正式开始训练了。训练的方法很多，可以发挥宝宝的模仿天性，将宝宝的便盆放在厕所，和家长一起如厕。也可以发挥宝宝爱玩的天性，在马桶边放个小凳子，在马桶里丢个麦圈，让宝宝站在凳子上瞄准麦圈尿尿。总之，当宝宝有能力自己尿便的时候家长就应该逐渐减少"把尿"的次数，否则，错过了宝宝的尿便训练最佳年龄会带来诸多不便。例如：这个事例就发生在我身边，我家亲戚的宝宝习惯了由妈妈"把屎把尿"，直到3岁以后上幼儿园了这位妈妈才想到要训练宝宝的尿便，于是到母婴店买回了一个宝宝便盆，可是却一直都没用上。原因是孩子对"把屎把尿"的动作已经产生了依赖，称坐在便盆上拉不出来，结果妈妈只好放弃了便盆继续"把屎把尿"，孩子也因此不敢在幼儿园里大便。

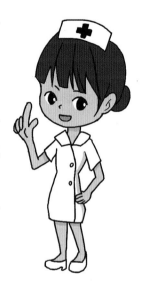

5、没有特殊情况可不在夜间为宝宝"把尿"

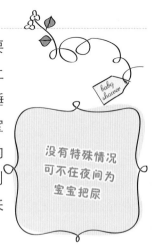

没有特殊情况
可不在夜间为
宝宝把尿

小月龄的宝宝如果没有特殊情况，例如宝宝自己要求要起床尿尿，家长在夜间可以为宝宝穿上纸尿裤，让宝宝直接尿到纸尿裤当中，这样有利于宝宝和家长的睡眠，当然宝宝得从小习惯穿着纸尿裤睡才行，否则宝宝可能会排斥穿纸尿裤。家长可能会担心宝宝日后夜间的尿便难以控制，其实家长可以在白天尿便训练进展顺利之后再进行夜间尿便训练，慢慢地宝宝自然会半夜起来自己要求上厕所。

如果宝宝是出生以来第一次发烧，且没有任何感冒症状，如流鼻涕、舌苔白厚、咳嗽等症状，那很可能宝宝患的是婴幼儿急疹。婴幼儿急疹是1~2岁宝宝常见的一种以高热、皮疹为特点的疾病，多发生于春秋季，无性别差异，少数宝宝也可能出现流鼻涕和轻咳的症状。一般情况下，发热3~5天后会骤然退热，随之而来的是宝宝脸部和躯干出现红色皮疹，即"热退疹"，一旦皮疹出现就预示着宝宝马上要痊愈了。婴幼儿急诊和感冒引起的发烧很难区别，通常医生也很难判断，当宝宝退烧后出现皮疹才恍然大悟。不过家长们也不用担心，因为婴幼儿急疹和感冒引起的发烧退热方式和护理方法都是一样的，即使没有及时正确诊断也不会影响治疗，而且婴幼儿急疹不会为宝宝留下后遗症。

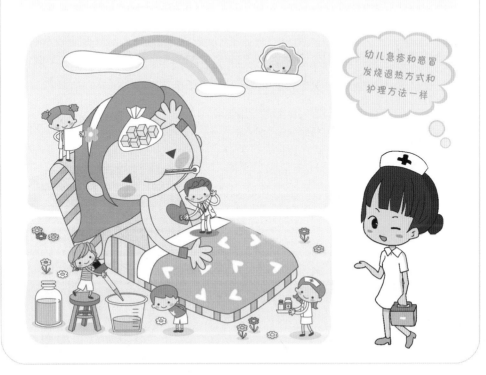

幼儿急疹和感冒发烧退热方式和护理方法一样

　　宝宝一旦感冒发烧许多新晋父母便心急火燎地将宝宝送往医院"吊水"，恨不得马上让宝宝的体温恢复正常，曾有一位年轻爸爸向我抱怨：宝宝感冒发烧送到医院，医生就开了点补液盐之类的为宝宝注射，也不上退烧药。殊不知发烧其实是人体抵抗疾病的一种重要生理性防御反射，打个形象的比喻：就如同沙子吹进眼中，眼睛会自然地流泪以达到排出异物的目的。当宝宝发烧时，血液中的白细胞开始增多，抗体生成非常活跃，肝脏的解毒功能也随之增强，物质代谢速度加快，如此一来宝宝的抵抗力在短期内可以得到提高。与此同时，发烧还可以抑制部分病毒或其他致病微生物在体内的生长繁殖。这些由于发烧而产生的身体变化都有利于消灭致病因素，促进病情的好转。因此，一定程度的发烧对人体是有利的，家长不要将发烧视为虎狼，当宝宝的体温没有超过38.5℃时应密切关注体温的变化或适当采取物理降温的方式而不需服用退烧药。当家长积累了一定的经验之后，不必宝宝每次感冒发烧都送往医院，因为家长通常比医生更了解宝宝的特性，宝宝在家中护理往往比在医院更方便，同时也回避了一些所谓的检查为宝宝带来的痛楚和惊吓。

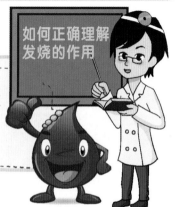

如何正确理解发烧的作用

发烧还可以抑制部分病毒或其他致病微生物在体内的生长繁殖

当宝宝的体温没有超过38.5℃时，应尽量采用物理降温的方式，家长在家中为宝宝进行物理降温最为便捷有效的方式主要有以下几种：温水擦浴降温、酒精擦浴降温、冰敷降温、退热贴降温。

1 温水擦浴降温

温水擦浴降温是用30℃左右的湿毛巾为宝宝擦拭身体，温水从宝宝身体上蒸发的同时便会带走热量，起到降温的作用。这一方法操作简便，且适合多次使用。

2 冰敷降温

冰敷降温即用毛巾包上盛有冰块的冰袋敷在宝宝的前额部、腋窝下、颈部、腹股沟等有大血管的地方。如果宝宝出现哆嗦、发凉、脸色发青或者局部皮肤发紫的情况，要马上停止使用。

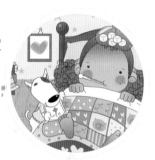

3 乙醇擦浴降温

到药店购买75%乙醇（酒精），加一倍的温水对乙醇进行稀释，也可以用60°的白酒代替，加2/3的水对白酒进行稀释。继而将稀释后的乙醇拍擦于血管表浅、容易散热的身体部位，如颈部、腋窝、大腿根部等。由于乙醇降温的效果明显，使用时要适度，同时家长要注意对宝宝擦过的身体部位进行保温。如果宝宝出现哆嗦、发凉、脸色发青或者局部皮肤发紫的情况，要马上停止使用。

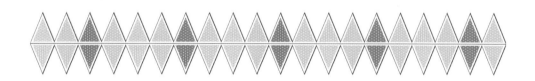

4 退热贴降温

退热贴中的高分子水凝胶能将热量集中到胶状物中，再通过水分汽化带走热量。此外，退热帖中所含的一些天然药物，如薄荷、冰片等也有一定清凉降温作用。家长可在正规药店购买后贴于宝宝的额头或其他大血管走行部位，以达到辅助退热的效果，通常每贴可持续使用8小时再行更换。

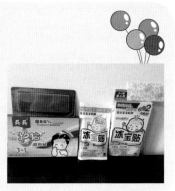

无论采用哪种物理降温方法，最好都在宝宝的足心放置一个温水袋，这样做可以减轻脑组织充血的症状，同时促进散热。

特别提醒注意

物理降温有六大类禁忌部位： 枕后、耳廓、阴囊，这些部位采用物理降温容易引起冻伤。 胸口处、腹部、足底，这些部位采用物理降温则可能导致反射性心率减慢、腹泻等症状。

七十、如何按照宝宝的具体情况来选择体温计

每个宝宝的基础体温都不一样，一般来说，宝宝的平均体温比成人高，再加上宝宝的体温调节中枢尚处在发育阶段，诸多因素都可能造成宝宝的体温偏高或偏低，如运动、哭闹、进食、饥饿、寒冷等，但如果宝宝的体温超过了37.5℃时，家长就要想到宝宝是不是发烧了。

通常而言，使用何种体温计，如何正确测量体温是家长们最关心的两个问题，下面具体介绍一下体温计的种类、测量方法以及测量的准确度，以便家长们根据每个宝宝的特点来选择合适的体温计。

玻璃水银温度计价格便宜，读值精准，这也是玻璃水银温度计沿用多年而不被淘汰的原因。但是，由于玻璃水银温度计的测量时间相对较长（5~10分钟），这对于宝宝的耐心和家长的技术而言是个挑战，特别是冬季，宝宝穿着厚厚的棉衣，测量腋温就更为不便了。如果是在夏季就有办法解决了，做法是：购买两件腋下开了小口子的宝宝内衣为宝宝换上（英氏设计过此款宝宝家居服，如果购买不到家长也可以用两件宝宝的旧衣服自行在腋下开两个小口子）。通常宝宝发烧期间常常会疲惫乏力，测量体温时家长可以将宝宝抱在怀中站起来慢慢游走以稳定宝宝的情绪，再将玻璃水银温度计轻轻夹在宝宝腋下，刚刚放上的时候宝宝可能会有点反抗，家长应轻轻压住宝宝手臂再一边游走一边哄，分散宝宝的注意力，宝宝会很快适应并安静下来，直到测量时间结束。

不建议家长自己用玻璃水银温度计为3岁以下宝宝测量口腔、直肠、耳内体温，因为玻璃水银温度计可能发生破碎，碎玻璃和水银都可能会对宝宝造成伤害（大家都知道水银是有毒物质，一旦不慎将玻璃水银温度计打碎，水银就会溢出。在这里教大家一个水银收集处理的正确方法：用湿润的棉签或胶带将洒落在地上的水银粘集起来，放入可封口的瓶中，如矿泉水瓶等，并在瓶中加入少量水，在瓶身上标注"废弃水银"交给社区居委会废液管理人员处理或送到环保部门专业处理）。

软头电子体温计通常用来为宝宝测量直肠温度，体温计可测量的部位设计得柔软有弹性，能减轻宝宝的不适感，其操作方法是：让宝宝趴在家长的腿上，将温度计的探头轻轻塞入宝宝的肛门2厘米左右，最好使用润滑剂来协助。虽然直肠温度的测量最为精准，但如果置入温度计的手法不正确则会让宝宝感到不舒服甚至疼痛。因此，一般家庭不常用这种测量方式，最好由护士来操作比较妥当。

红外电子枪式体温计主要有两类产品，耳温枪和额温枪，这两种体温计的优点在于使用便捷，测量时间短且读数清晰，一些公共场所，如早教中心、预防接种疫苗的地方常常可以见到额温枪。红外电子枪式体温计的价格比其他类型体温计的价格要稍高，操作方法是：使用耳温枪时应将探头放置于宝宝的外耳道，放置的角度很关键，必须要让红外线照射到耳鼓膜上再按测量键。使用额温枪时将仪器对准宝宝的额头中间眉心上方并保持垂直方向，间隔皮肤3~5厘米再按下测量键，可在同一处多次测量。一旦测量温度偏高，仪器通常会发出蜂鸣音或显示屏转换成红色来警告使用者。相较额温而言，测量耳鼓膜的温度更能反映人体的核心温度。

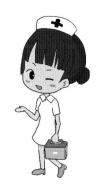

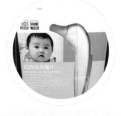

弊 端

①测量读数波动较大。

②若使用时角度有问题、红外传感器上有脏物、测量部位有毛发或其他障碍物，都可能影响测量的准确性。

③对于使用时的环境温度有要求。

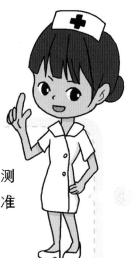

4 奶嘴式电子体温计

奶嘴式电子体温计外形和一般的安抚奶嘴无异，只是它的外层多了一个液晶显示屏，奶嘴里装有温度传感器。操作方法和口含安慰奶嘴无异。它的优点在于使用简单、方便、安全、测量读数偏差不大，尤其适合1岁以内的宝宝。但也有的宝宝习惯于母乳而不接受安慰奶嘴，故而不接受奶嘴式体温计。

特别提示：家长在购买奶嘴式电子体温计时应选择没有气味材质过硬的产品，毕竟这是让宝宝含在嘴里的产品。

5 无线蓝牙手环式腋下电子温度计

无线蓝牙手环式腋下电子温度计可套在宝宝的手臂上，与腋窝呈90度，体温读数能随时传送到家长的手机上。其最大的优势在于能实时监测体温，使用便捷，相对准确。

弊端

① 冬季宝宝穿着厚实，操作起来不方便。

② 家长会担心宝宝长时间戴着电子产品有辐射。

③ 宝宝并不会时刻夹着手臂，大多数宝宝睡觉时甚至喜欢将手举过头顶。

④ 对于使用时的环境温度有要求。

6 贴式体温计

贴式体温计可分为电子贴式体温计和普通贴式体温计，电子贴式体温计与手环式腋下电子温度计的用法、精确度、优缺点都相仿。而普通贴式体温计则是通过体温计颜色变化来指导读数，其同样对于使用时的环境温度有要求。

宝宝高热不退的时候，家长既担心宝宝体热散不出去又担心天冷宝宝继续着凉，尤其是家中的老人，常常会主观地认为，宝宝是由于着凉而引发的感冒，捂出一身汗可能会好转。这种方法对于初期的感冒是有效果的，但对于正在发热中的宝宝是危险的。如果宝宝高热不退，看护人不但没有采取物理降温反而将宝宝捂得严严实实，便很可能令宝宝出现高热惊厥的急症，在民间俗称抽风。其实发热并不可怕，但高热惊厥得不到及时的控制可能会损害宝宝的脑神经系统，护理不当也可能导致宝宝咬伤自己的舌头。高热惊厥通常在得到及时控制且感冒治愈之后，不会留下后遗症。

高热惊厥常常出现在宝宝体温达到39℃以上，也可能发生在体温突然飚高之时（存在个体差异），惊厥症状：全身或局部肌群抽搐，双眼球凝视、斜视、直视或两眼球上翻，伴意识丧失。可停止呼吸1~2分钟，重者出现口唇青紫，有时可伴有大小便失禁。整个过程历时3~5分钟，长者可至10分钟，此时情况紧急，一定要去医院救治，否则患儿因脑部缺氧，很可能会影响智力。

一旦宝宝出现高热惊厥的症状，家长应尽早送医院并注意以下几点：

保持呼吸道通畅

让宝宝平卧，头偏向一侧，解开衣领，及时清理口鼻咽部分泌物。这样舌根不会阻塞呼吸道，呕吐也不会引起窒息。同时，用软布或手帕包裹压舌板或筷子放在口腔内、下磨牙之间，防止咬伤舌头。切忌在惊厥发生时给宝宝灌药，否则有导致吸入性肺炎的危险。

保持安静

减少一切不必要的刺激，家长尽量少搬动宝宝，更不要抱在怀里晃动。

控制惊厥

用手指按压或捏宝宝的人中、合谷、内关等穴位2~3分钟，注意力度适中。

降低体温

首选物理降，尽量把体温控制在38℃左右，如温水擦浴降温、酒精擦浴降温、冰敷降温等，也可口服退烧药降温。

记得去年曾在网上看到过一篇文章，大致内容是一位华裔母亲在澳洲的亲身经历：据这位母亲介绍，她的宝宝在澳洲从来不用布洛芬类的药物退热，她认为布洛芬对于宝宝存在着一定的危险性，而我国还在使用布洛芬是已经落伍的行为。国内的妈妈们因此掀起了一股继海外奶粉代购之后的退热药代购热潮。为此，我咨询了不少专家，也查阅了很多资料，最终得出结论，这位妈妈的宝宝因患有某种疾病而不能使用含有布洛芬成分的退烧药，其实市面上宝宝所用的退热药中所含的主要退热成分无非就是两种：一种是对乙酰氨基酚；另一种就是布洛芬。不管此类药物的商品名叫什么，也不管是国产、进口或是从国外代购的，整个国际上均是如此。因此，家长们可以选择购买国产值得信赖的品牌而不必高价从国外代购。现在国产退热药主要以泰诺林和美林两种品牌为代表，泰诺林中所含的退热成分是对乙酰氨基酚，而美林中所含的退热成分是布洛芬，这两种退热成分应首选对乙酰氨基酚，在宝宝对对乙酰氨基酚不敏感或存在其他特殊情况而不能使用对乙酰氨基酚的前提下可以选择含布洛芬类退热药。

在特殊条件下，这两种药也可以交叉使用，举例说明：对乙酰氨基酚重复使用的时间必须超过4个小时，倘若宝宝在使用了对乙酰氨基酚还不到4个小时的时间里体温又飙升得很高，这时便可以选择使用布洛芬降温，而布洛芬重复使用的时间必须超过6个小时，如果宝宝在使用了布洛芬还不到6个小时的时间里体温再次飙升得很高，此时又可以选择使用对乙酰氨基酚（特别提醒：这是一种应急的办法，没有特殊情况不提倡使用）。

有经验的父母都知道，宝宝发热通常会在夜晚达到较高的峰值，而夜晚又是家长最疲惫的时候，最易疏忽。由于退热药每日的用量和次数都是有限制的，因此，家长最好在白天多采用物理降温的方式，到了晚上睡觉之前再喂药。

如果宝宝一觉醒来声音突然变得嘶哑了，妈妈首先应回忆宝宝之前是否有过持续性哭闹，同时观察宝宝有没有感冒症状，如果排除了以上两种情况那么宝宝的声音嘶哑很可能是由于"上火"引起的。

气候干燥、长期使用空调、饮食不注意等综合因素的影响都可能使宝宝"上火"，宝宝一旦因"上火"而导致声音嘶哑，说明此次"上火"已经到了较为严重的地步，如果不采取相应的措施任由其发展下去，很可能最终导致宝宝扁桃体发炎、牙龈肿痛等，继而引起发热。因此，建议家长们遇到类似情况可以采取以下措施：

1 用金银花泡水给宝宝食用或适量喂宝宝喝不含糖的凉茶。

2 使用开喉剑喷雾剂（儿童型），此药具有清热、解毒、消炎的功效，可以预防宝宝由于"上火"引起的扁桃体发炎或牙龈肿痛。

3 多喂宝宝白开水，同样能起到"下火"、利尿的作用。

4 适量让宝宝进食一些清热、去火、利尿的食物，如苦瓜、火龙果、天然椰汁等。

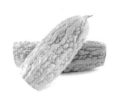 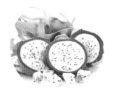 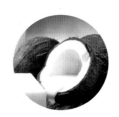

每个家庭在配备日常医用品时都应准备好以下几种物品：络合碘或酒精、医用棉签、医用棉球、片装医用纱布、医用胶布、创可贴，一旦遇到宝宝受伤的情况便能第一时间处理好伤口，外出旅游时则应携带分包装的碘伏纱布，遇到紧急状况随时可以用来消毒。下面为家长们介绍几种常见外伤的应对措施：

1、擦伤

当宝宝不注意摔倒擦破皮流血了，这时如果仅仅是表皮受伤，用棉签沾点0.9%氯化钠注射液（静脉点滴用的）或络合碘、乙醇、碘伏纱布为伤口消毒，然后用消毒过的医用棉球轻按压一段时间即可止血。如果害怕宝宝反复刮擦伤口可以暂时贴上创可贴，宝宝睡觉时一定要取掉，可以不用创可贴的尽量不要用，因为伤口需要透气和保持干燥才能好得快，大一点的宝宝还可以用点云南白药。

2、刺伤

携宝宝外出旅行，特别是到偏远地区时，家长尽量带上常备消毒药品和棉签，因为刺伤的情况常发生在外出时。如果宝宝被钉子、针、竹签类物品刺伤时，家长不要急着马上处理，而必须把手洗干净，并使用经消毒液消毒过的器具（如络合碘或乙醇浸泡1分钟以上的器具）来处理受伤的创面。如果异物留滞在浅表的皮下，可取缝衣针用消毒药水浸泡几分钟或用火焰消毒缝衣针，再用棉签蘸消毒水将创口周围消毒，用针轻轻挑开皮肤，使异物暴露出来，最后用消过毒的镊子将异物夹出。如果异物一端当时就暴露在皮肤外便可用消毒后的镊子轻轻夹出异物，然后再消毒伤口，如果还有少许出血再用消毒过的医用棉球轻按一段时间即可止血。特别提示，选择器具时一定要选择钢制的、没有生锈的，以防破伤风。如果是铁钉导致刺伤，应就近紧急送往医院治疗，若是身在野外或非常偏僻的地方，条件不允许的情况下则应及时拔出铁钉，并用力在伤口周围挤压，挤出瘀血与污物，以减少伤后感染。如果铁钉断在伤口里，要让宝宝马上停止走动，并将铁钉取出的部分与宝宝一起送到医院进行处理。

3、割伤

如果宝宝被利器割伤，应先用消毒棉球或清洁物品止血，再用绷带固定住。若是伤口流血不止时，就要用直接压迫法止血，即用手指或者手掌直接压住伤口，依靠压力阻止血流，使伤口处的血液凝成块，或用干净纱布压迫伤口止血。如果是手指出现割伤，而且伤口流血较多，应紧压手指两侧动脉，在施压5~15分钟后，一般可止血。如果是其他部位割伤，均要加压止血。如果实在止不住血，可用橡皮筋在出血处以上部位扎紧，阻断血流，并立即去医院处理。每次橡皮筋止血扎紧的时间不宜超过15分钟，否则会因为血流阻断时间过长导致肢体坏死。止血后，用药水消毒伤口及周围的皮肤，再用消毒纱布或创可贴覆盖，最后用绷带包扎固定。请注意，较深、较大的伤口或面部伤口，应去医院处理，必要时予以缝合，以免感染或者留下过大的瘢痕。

4、砸伤或挤伤

宝宝在玩耍时或许会被房门、柜门等挤伤，也可能会被石头或小家电等坚硬的东西砸伤，最好的办法就是当时受伤后立即冷敷。因此家中常备小冰袋是有好处的。为宝宝做冷敷时要用毛巾包住冰袋，注意不要冰得太过分，感觉皮肤红肿发烫时冷敷效果最好，敷一段时间休息一会儿，坚持半小时左右可以收到很好的效果。如果是在门缝中被挤伤且伤口内部因充血呈现紫色，那么宝宝有可能出现了骨折，应赶紧就医。

5、被动物抓伤或咬伤

宝宝一般都喜欢接触小动物，如果不慎被猫、狗等动物咬伤或抓伤，切忌像被毒蛇咬伤一样对伤口进行挤压，否则病毒会以更快的速度进入神经系统。第一时间处理伤口需用肥皂水、清水、洗涤剂或对狂犬病毒有可靠杀灭效果的碘制剂、乙醇（酒精）等，彻底冲洗伤口至少20分钟。经彻底冲洗后，用2%、3%碘酊或75%乙醇涂抹伤口，以清除或杀灭局部的细菌病毒。然后再就医，询问医生是否需要注射狂犬疫苗。

如果宝宝发生烫伤或烧伤的意外，第一时间处理伤口应以流动的清水冲洗15~30分钟，如果有冰块可将冰块加入水中浸泡伤口，也可冷敷，以达到快速降低皮肤表面温度的效果，可减轻疼痛及稳定情绪，冷敷以没有烧灼感和痛感为标准。如果烧伤较严重的，要将烧伤处充分泡湿后，再小心除去衣物，尽量避免将水泡弄破。如果烧烫伤面积太大或宝宝年龄太较小，则不要浸泡过久，赶紧送往医院，以免体温下降过多或延误治疗时机。送医院之前先用清洁干净的床单或布条、纱布等覆盖受伤部位。特别提醒，烫伤严重时，不要给宝宝喝水，以免引起肺水肿或组织水肿等并发症，可饮用一些含盐的饮料或盐开水等。千万不要在患处涂抹米酒、酱油、牙膏、浆糊、草药等物，这些东西不但对伤口没好处，反而容易引起伤口感染，同时还可能影响医护人员的判断和处理。

宝宝如果撞伤了头部家长会非常担心，因为大家都知道一旦头部出了问题将会造成很严重的后果，而头部外伤的观察和判断又有其一定的复杂性，因此，看护人一定要普及这方面的知识。当宝宝撞到头部后，家长应首先检查撞击部位是否红肿，再用手轻触看看是否有凹陷；如果只是少量流血，可先消毒伤口，再用消毒棉球止血；如果仅仅只是红肿，无破头皮，可涂抹生茶油再用毛巾包上冰袋进行冷敷，冷敷时间为30分钟；如果感觉撞击部位有凹陷，宝宝可能发生了颅骨骨折，此时应立即送往医院。宝宝头皮受伤稍重的应及时去医院检查或住院观察，观察时间为3天，如果宝宝在这3天内出现以下任何一种情况请立即呼叫医生：①像睡着了一样，或睁着眼睛没有反应且无法唤醒，此时宝宝可能已失去意识了。②轻唤宝宝，宝宝能有意识回应，但呈现出乏力、疲劳的状态。③持续呕吐，且身体越来越虚弱。④嗜睡，比平时更爱睡觉，一睡就超过5~6个小时以上，总是没精神。⑤发生痉挛。⑥口鼻流血或鼻子里流出白色液体。

近年来，人工喂养和混合喂养的宝宝越来越多，宝宝使用奶瓶的频率也就随之增加，有时候奶瓶中的液体剩下不多，为了让宝宝喝完，家长会翘起瓶身喂奶，却完全没有注意到奶瓶压迫了宝宝的上唇部，而小月龄的宝宝并不懂得仰头调整到最舒适的姿势喝奶，为了能喝到奶瓶中的"美味"，此时宝宝便顾不上奶瓶是否压迫到了自己的上唇部而使劲拉长下颌进行吮吸，久而久之便形成了下颌骨前突，上颌骨后缩的情况，医学上称之为"反颌"，民间叫作"地包天"或"兜齿"，是牙颌畸形的一种常见类型。打个很有意思的比喻：动画片《熊出没》中光头强的形象便是典型的"地包天"。一位资深的牙医朋友告诉我，宝宝在五岁之前反颌并不会明显地影响其脸形，但随着宝宝头部骨骼的发育，五岁之后面中部会渐渐开始凹陷，从侧面看起来呈新月状，有的宝宝由于反颌令上下牙齿咬合不齐，最终可能导致牙齿东倒西歪，不但影响美观还会影响咀嚼功能。

反颌多数为人工喂养时长期仰面用奶瓶吃奶而压迫上唇部造成的，但也不排除少数母乳喂养姿势不正确导致的，另有极少数为家族遗传或口腔不良习惯导致的，如常常用下颌前伸咬上唇等。

很多家长不知道，脸型的形成期是在孩童时期3~12岁之间，这一阶段的发育决定了孩子最终的脸型。畸形的牙齿可以通过后天矫正改变，但是定型后的脸型和颌骨关系通常连口腔正畸医生都无能为力。因此，医学上对于反颌的矫正原则是，尽可能早地消除病因，因为早期矫治能在短期内收到最良好的矫治效果，并且可以防止畸形进一步地发展和恶化。实践证明，反颌不是特别严重且发现较早的宝宝完全可以由家长在家中自行纠正，较严重的，则需要牙科医生用特殊的矫正器进行矫治。

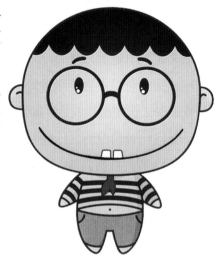

下面提供几个矫治反颌的方法供各位家长参考：

1、纠正喂哺姿势

人工喂养时奶瓶方向应尽可能与婴儿面部成90度角，母乳喂养时宝宝应面对乳房，鼻尖对乳头，嘴含住乳头和大部分乳晕，下颌紧贴乳房。

2、反咬调羹

当宝宝两三岁左右，开始能配合家长做一些持续的动作时便可以开始用这种方法纠正反颌。操作方法：挑选一个结实且大小适中的不锈钢调羹，将调羹反转过来，调羹凹陷的一面朝下方，让宝宝每天饭前10分钟用适度的力量一下一下地咬，通常坚持一两个月之后，宝宝的反颌就能痊愈了，这种方法需要家长长时间的监督，非常考验家长的耐心。

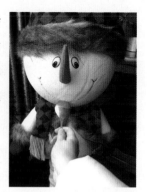

3、在宝宝睡着时适当平着按压下颌部

适当按压下颌部这种方法能缓和宝宝的反颌，阻止其更严重的发展趋势，在宝宝配合矫治前使用为宜，家长注意力度要适中，不要压伤宝宝。

4、器械复位

如果宝宝反颌很严重，或者宝宝和家长无法坚持反咬调羹的矫治方法，抑或孩子已经年龄偏大，则应找正规的牙科医生，用特殊的矫正器进行矫治。据我了解，目前来讲较为合适的矫治器是mrc牙齿矫正器，既能排齐牙齿、改善脸型，同时也没有太多的不适感，通常宝宝3~5岁便可佩戴。

俗话用"六月的天、孩子的脸"来形容天气的变化多端，而现实生活当中宝宝不仅变脸快，生病、受伤也常常毫无征兆，若平时家中没有预备适合宝宝的常用药品，可能会遇到类似状况：家长跑了好几家药店也没能买齐所需药品，不是刚卖完就是长期缺货。特别是大晚上的，宝宝突然不舒服了，想在社区附近找家夜间营业的药店都是难事。因此，建议家长们可以在家中常备以下药品：

1 开喉剑喷雾剂（儿童型）

开喉剑喷雾剂（儿童型）是专为宝宝研制的纯中药口腔喷雾制剂，有清热解毒、消肿止痛的功效。开喉剑喷雾剂的用途很广泛，如宝宝扁桃体发炎、牙龈肿痛、口腔溃疡、疱疹性咽炎、流感、手足口病等。由于上述部分病症局部用药疗效显著。因此，家中可以常备两支开喉剑喷雾剂（儿童型），可临时应急，一旦发现宝宝患有以上疾病时应及早就医，在医生的指导下正确用药。

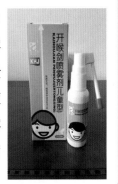

2 退热药

家中可长备泰诺林和美林这两种退热药，泰诺林中所含的退热成分是对乙酰氨基酚，而美林中所含的退热成分是布洛芬，这两种退热成分应首选对乙酰氨基酚，在宝宝对对乙酰氨基酚不敏感或存在其他特殊情况而不能使用时，可以选择含布洛芬的美林。有需要时，这两种药也可以交叉使用。（详见保健篇第七十二问）

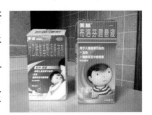

3 口服补液

宝宝腹泻严重时通常需要口服补液或静脉滴注补液来防止脱水，同时还须补充必需的微量元素。如果口服补液能解决宝宝的轻度脱水，可在药店购买口服补液盐，也可在家中自己配制口服液：1克氯化钠+100毫升开水+5克葡萄糖粉。

4 开塞露

有的宝宝容易便秘，大便干结、排便不畅，这种情况下可以适当使用开塞露帮助宝宝排出大便。但要根据宝宝的病情变化酌情使用，避免过分依赖开塞露。

5 思密达（蒙脱石散）

如果是病毒、病菌所导致宝宝急性腹泻通常可能会用到思密达（蒙脱石散），思密达中含有天然蒙脱石微粒粉剂，具有层纹状结构和非均匀性电荷分布，对消化道内的病毒、病菌及其产生的毒素、气体等有极强的固定和抑制作用。由于此药最终直接由消化道排出而不进入血液循环，因此受到广大孕妇和家长的喜爱。

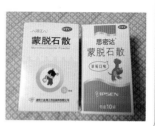

6 退热贴

退热贴中的高分子水凝胶能将热量集中到胶状物中，再通过水分汽化带走热量。此外，退热贴中所含的一些天然药物，如薄荷、冰片等也有一定清凉降温作用。家长可在正规药店购买后贴于宝宝的额头或其他大血管走行部位，以达到辅助退热的效果，通常每贴可持续使用8小时再行更换。

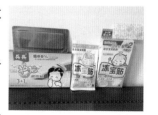

7 乳酸菌片或益生菌

当宝宝消化功能不好，大便溏稀或者粪便散发出酸馊味的时候，可以喂食乳酸菌片或益生菌片，以调节胃肠道中的菌群。同时，要控制高糖和过甜的饮食。

特别提醒：
益生菌不能用超过45℃度的水冲泡，否则会杀死活菌失去疗效。

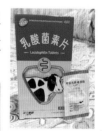

8 美宝湿润烧伤膏

宝宝红屁股或其他身体皱褶部位发红均可局部涂抹使用湿润烧伤膏，一旦烫伤或浅烧伤也可应急使用（特别提醒：严重的烫伤烧伤在紧急处理之后一定要马上送往医院，详见保健篇第七十四问）。

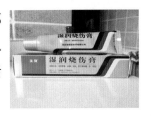

9 炉甘石洗剂

炉甘石洗剂具有收敛、保护皮肤等作用，当宝宝患上痱子、荨麻疹等急性瘙痒性皮肤病时，外用疗效显著。

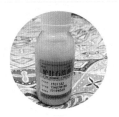

10 分包装的碘伏纱布

携宝宝外出旅游时，妈妈们最好购买一些分包装的碘伏纱布，它比瓶装络合碘液更轻便，可以应急为宝宝受伤的皮肤表面消毒或为一些临时备用的器械消毒。

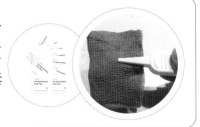

图书在版编目(CIP)数据

孕产育婴76问/刘乙齐编著. —长沙:中南大学出版社,2016.6

ISBN 978 - 7 - 5487 - 2297 - 7

Ⅰ.孕... Ⅱ.刘... Ⅲ.①妊娠期 – 妇幼保健 – 问题解答②产褥期 – 妇幼保健 – 问题解答③婴幼儿 – 哺育 – 问题解答

Ⅳ.①R715.3 – 44②TS976.31 – 44

中国版本图书馆 CIP 数据核字(2016)第130052 号

孕产育婴**76**问

YUNCHAN YUYING 76 WEN

刘乙齐　编著

□责任编辑	唐天赋	
□责任印制	易建国	
□出版发行	中南大学出版社	
	社址:长沙市麓山南路	邮编:410083
	发行科电话:0731-88876770	传真:0731-88710482
□印　　装	株洲学园印刷有限公司	

□开　　本	720×1000　1/16	□印张 12.25	□字数 179 千字		
□版　　次	2016 年6 月第1 版	□印次	2016 年6 月第1 次印刷		
□书　　号	ISBN 978 - 7 - 5487 - 2297 - 7				
□定　　价	36.00 元				